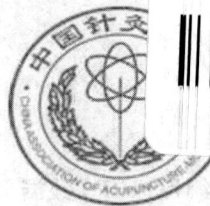

团 体 标 准

T/CAAM 0001—0004—2019

针灸养生保健服务规范

中 国 针 灸 学 会 发布

图书在版编目（CIP）数据

针灸养生保健服务规范／中国针灸学会编 . —北京：
中国中医药出版社，2019.12
ISBN 978 - 7 - 5132 - 5943 - 9

Ⅰ．①针… Ⅱ．①中… Ⅲ．①针灸疗法 Ⅳ.
①R245

中国版本图书馆 CIP 数据核字（2018）第 272499 号

中国针灸学会
针灸养生保健服务规范
T/CAAM 0001—0004—2019

*

中 国 中 医 药 出 版 社 出 版
北京经济技术开发区科创十三街 31 号院二区 8 号楼
邮政编码 100176
网址 www. cptcm. com
传真 010 64405750
山东百润本色印刷有限公司印刷
各地新华书店经销

*

开本 880×1230 1/16 印张 4.75 字数 131 千字
2019 年 12 月第 1 版 2019 年 12 月第 1 次印刷

*

书号 ISBN 978 - 7 - 5132 - 5943 - 9 定价 50.00 元

*

社长热线 010 - 64405720
购书热线 010 - 89535836
维权打假 010 - 64405753

微信服务号 zgzyycbs
微商城网址 https://kdt. im/LIdUGr
官方微博 http://e. weibo. com/cptcm
天猫旗舰店网址 https://zgzyycbs. tmall. com

如有印装质量问题请与本社出版部联系（010 - 64405510）

目　次

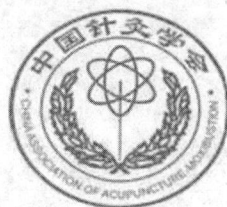

ICS 11.120
C 05

团 体 标 准

T/CAAM 0001—2019

针灸养生保健服务规范
艾 灸

Specification of acupuncture and moxibustion for health care service
Moxibustion

2019-11-13 发布

2019-12-31 实施

中 国 针 灸 学 会 发布

前　言

《针灸养生保健服务规范》包括：艾灸、拔罐、刮痧、贴脐等针灸技法养生保健服务规范。

本部分为《针灸养生保健服务规范　艾灸》。

本部分的附录 A/B 为资料性附录。

本部分按照 GB/T 1.1—2009 给出的规则起草。

本部分由中国针灸学会提出。

本部分由中国针灸学会标准化工作委员会归口。

本部分起草单位：安徽中医药大学第一附属医院、安徽中医药大学第二附属医院、湖北中医药大学。

本部分起草人：杨骏、储浩然、张庆萍、黄学勇、韩为、李难、王婧吉、张成、吴松。

本部分指导专家：刘保延、刘炜宏、王麟鹏、文碧玲、刘兰英。

本部分审议专家：喻晓春、武晓冬、贾春生、麻颖、景向红、郭义、赵京生、赵吉平、王麟鹏、房繄恭、董国锋。

引　言

　　刮痧、拔罐、艾灸、贴脐均属于中医传统疗法。这些疗法简便易行，副作用小，疗效确切，见效较快，在养生保健和疾病治疗方面，具有独到的优势。近年来，随着人们对健康的重视，刮痧、拔罐、艾灸和贴脐等养生保健疗法越来越受到关注。但是由于养生保健服务市场在准入门槛、从业人员资质、服务技术规范等方面尚缺乏具体管理标准，因此出现了服务内容和服务标准不统一、非医疗机构经营中医治疗项目、从业人员素质参差不齐等现象，亟需给予重视和加强监管。为了更好地规范常用针灸疗法在养生保健服务领域内的操作和应用，由中国针灸学会标准化工作委员会和针灸治未病湖北省协同创新中心共同发起，组织国内四家单位，严格按照团体标准的制定方法和制定流程，制定了刮痧、拔罐、艾灸和贴脐等养生保健服务规范，以规范这些常用针灸技术在养生保健领域中的应用，为针灸临床从业人员和养生保健服务人员提供技术指导，同时也为相关医疗和服务机构的管理提供依据。

针灸养生保健服务规范　艾灸

1　范围

本标准规定了适用于养生保健服务领域的艾灸用具、技术操作规范和应用范围。

本标准适用于养生保健领域中艾灸操作从业人员。

2　规范性引用文件

下列文件对于本文件的应用是必不可少的。凡是注日期的引用文件，仅注日期的版本适用于本部分。凡是不注日期的引用文件，其最新版本（包括所有的修改单）适用于本文件。

GB/T 1.1—2009 标准化工作导则

GB/T 20000 标准化工作指南

GB/T 15834 标点符号用法

GB/T 15835 出版物上数字用法的规定

GB/T 12346—2006 腧穴名称与定位　经穴部位的规定

3　术语和定义

下列术语和定义适用于本标准。

3.1

艾绒

艾叶经加工制成的细软绒状物。

3.2

艾炷

由艾绒制作而成，根据需要做成一定大小的圆锥形艾团。

3.3

艾条

以艾绒为主要成分卷制而成的圆柱形长条。根据内含药物的有无，分为药艾条和清艾条。

3.4

直接灸

将艾炷做成黄豆、枣核大小放在相关穴位皮肤上直接施灸的方法。根据刺激量的不同以及灸后皮肤是否化脓分为化脓灸和非化脓灸。本规范仅介绍非化脓灸相关内容。

3.5

间接灸

相对于直接灸而言，即艾炷不直接接触穴位皮肤，在艾炷与穴位之间隔上某种药物施灸的方法。根据选用药物的不同又分为不同的间接灸，如隔姜灸、隔蒜灸、隔盐灸等，故又称为隔物灸。

3.6

温灸器

专门用于施灸的器具。目前临床和养生保健中常用的温灸器有灸架、灸筒和灸盒等。

3.7

温针灸

毫针针刺后留针时，在针柄上置以艾绒（或艾条段）施灸，是针刺与艾灸结合应用的方法。因针刺操作须具备中医临床执业医师资格方可操作，故不作为本规范介绍内容。

3.8

晕灸

受术者在接受艾灸治疗过程中发生晕厥的现象。具体表现为头晕、目眩、恶心、呕吐、心慌、四肢发凉、血压下降等症状，重者出现神志不清、二便失禁、大汗、四肢厥逆、脉微欲绝。

4 操作规范

4.1 施术的工作程序

保健艾灸工作程序是指艾灸操作的一般次序、方法规范，是本规范施术者应当熟练掌握及遵守的常规，根据不同的受术者、不同的体质、不同的需求，针对性选择适宜的艾灸方法，周密考虑各个艾灸保健环节的工作程序，安排保健艾灸具体步骤。

4.2 施术前准备

4.2.1 施术前信息采集的目的

通过语言交流，采集信息，初步了解受术者的保健诉求，判断是否符合艾灸适应证，符合者予以制定相应的艾灸养生保健方案，并向其介绍艾灸保健技术。

4.2.2 灸材的选择

a）艾条灸应根据受术者的需要选择合适的清艾条或药艾条，检查艾条有无霉变、潮湿，包装有无破损。

b）艾炷灸应根据受术者的需要选择合适的清艾绒，并检查艾绒有无霉变、潮湿。

c）间接灸应准备好所选用的间隔的物品（生姜、大蒜、盐等），检查间隔物有无变质、发霉、潮湿，并适当处理以配置好合适的大小、形状、平整度、数量等。

d）温灸器灸应选择合适的温灸器具，如灸架、灸筒、灸盒等。

e）准备好火柴或打火机、线香、纸捻等点火工具，以及治疗盘、镊子、灭火管等辅助用具。

4.2.3 术者的准备工作

检查个人卫生及职业礼仪形象，统一着工作装，于左胸前佩戴标准工作卡，显示姓名及编号。

4.2.4 施术环境的准备

a）艾灸室内要空气清新，光线适宜，温度、湿度达标，播放轻音乐，声音以在安静的情况下可听到为宜。室内温度宜在25℃左右，室内湿度宜在45%～65%RH（相对湿度），或根据受术者的要求调节室内温、湿度。

b）整理床铺或艾灸治疗椅，铺好经过消毒的床单。

c）准备好经过消毒的治疗服（应宽松舒适，便于暴露艾灸施术部位）、热毛巾、纸巾等相关物品。

d）无菌处置台上，摆放艾灸施术相关用品。检查是否符合使用标准，应认真查对以免漏项。

e）准备好温开水或热茶水等饮品以及灭火用具。

4.2.5 迎接受术者

a）热情欢迎受术者的光临，避免使用不文明、不礼貌的语言。

b）耐心询问受术者的健康状况，判断是否为艾灸适应证，注意有无艾灸禁忌证，符合者予以拟定初步的艾灸养生保健方案，并耐心告知受术者具体选择的施灸方法及该法的养生保健作用。询问受术者时应注意表情动作自然协调，语言要求诚恳务实，注意不可使用过度极端的语言；对涉及他人隐私问题，应巧妙回避。应加强与受术者之间的交流，使其解除不必要的思想顾虑。

4.2.6 体位的选择

根据养生保健特点、艾灸部位选择和体质特点等方面，选择能够使受术者舒适、持久、安全地坚持施灸全过程，并便于施术者操作的治疗体位。常用体位有仰卧位、俯卧位、侧卧位、仰靠坐位、俯伏坐位。指导协助受术者完成体位摆放，并询问其舒适度。

4.2.7 艾灸部位选择

艾灸施灸部位的选择依据受术者的症状或诉求选取适当的穴位或治疗部位。

穴位的定位应符合 GB/T12346—2006 经穴部位的规定。

4.2.8 消毒

a）部位消毒：艾灸部位一般不需要消毒。隔物灸、直接灸时使用含75%医用酒精或0.5%～1%碘伏的棉球在施术部位由中心向外做环形擦拭。

b）术者消毒：施术者双手应用消毒液清洗干净后晾干。

4.3 施术方法

4.3.1 保健艾条灸法

4.3.1.1 操作方法

a）施术者手持艾条，将艾条的一端点燃，直接悬起于施灸部位上部，与皮肤保持一定距离，使灸火的热力较为温和地作用于施灸部位。将艾条点燃一端悬于施灸部位上，距离皮肤2～3cm处保持动作不变，灸至受术者有温热舒适无灼痛的感觉、局部皮肤稍有红晕者，为温和灸；

b）将艾条燃着端悬于施灸部位上距皮肤2～3cm处，平行往复回旋熏灸，使皮肤有温热感而不至于灼痛者，为回旋灸；

c）将艾条燃着端悬于施灸部位上距皮肤2～3cm处，对准施灸部位，上下移动，使之像鸟雀啄食样，一起一落，忽近忽远地施灸，为雀啄灸。

施术者可将食中两指置于施灸部位两侧，这样可以通过施术者手指的感觉来测知受术者局部受热程度，以便随时调节施灸距离，掌握施灸时间，防止烫伤。

4.3.1.2 操作时间

每次灸15～20分钟，以施灸部位出现红晕为度。每日1～2次。

4.3.2 保健隔物灸法

4.3.2.1 操作方法

将选定备好的隔物灸间隔物放置于施灸部位，再把艾炷放在间隔物上，自艾炷尖端点燃艾炷；艾炷燃烧至局部皮肤潮红、受术者有痛觉时，可将间隔物稍许上提，使之离开皮肤片刻，旋即放下，再行灸治，反复进行。需刺激量轻者，在艾炷燃至2/3时即移去艾炷，或更换另一艾炷续灸，直至灸足应灸的壮数；需刺激量重者，在艾炷燃至2/3时施术者可用手在施灸穴位的周围轻轻拍打或抓挠，以分散受术者注意力，减轻其痛苦，待艾炷燃烧结束，再更换另一艾炷续灸，直至灸足应灸的壮数。

a）隔姜灸：将鲜姜切成直径2～3cm、厚0.4～0.6cm的薄片，中间以针刺数孔，然后置于施灸部位上，再将艾炷放在姜片上点燃施灸。当艾炷燃尽，更换艾炷后继续施灸，直至灸完应灸的壮数。

b）隔蒜灸：将鲜大蒜头切成厚0.3～0.5cm的薄片，中间以针刺数孔，然后置于施灸部位，再将艾炷放在蒜片上点燃施灸。当艾炷燃尽，更换艾炷后再灸，直至灸完应灸的壮数。

c）隔盐灸：用纯净的食盐填敷于脐部，或于盐上再置一薄姜片，上置艾炷施灸。当艾炷燃尽，更换艾炷后再灸，直至灸完应灸的壮数。

4.3.2.2 操作时间

以灸完应灸的壮数为准，每日1次。

4.3.3 保健温灸器灸法

4.3.3.1 操作方法

将艾条或艾绒放置于温灸器内点燃施灸，具有使用方便、安全、舒适以及节省人力的特点。

a）温灸盒灸法：将温灸盒安放于施灸部位的中央，点燃艾条段或艾绒后，放置于灸盒内的铁纱上，盖上盒盖。灸至受术者有温热舒适无灼痛的感觉、皮肤稍有红晕为度。如受术者感到灼烫，可略掀开盒盖或抬起灸盒，使之离开皮肤片刻，旋即放下，再行灸治，反复进行，直至灸足应灸量。施灸结束移去灸盒，取出灸艾并熄灭灰烬。

b）灸架灸法：将艾条点燃后插入灸架顶孔，对准穴位固定好灸架；施术者或受术者自己可通过上下调节插入艾条的高度以调节艾灸温度，以受术者感到温热略烫可耐受为宜。施灸结束后移去灸架，取出艾条并熄灭。

c）温灸筒灸法：首先取出温灸筒的内筒，装入艾绒后安上外筒，点燃内筒中央部的艾绒，先行放置于室外，待灸筒外面热烫而艾烟较少时，盖上顶盖取回。施术者应在施灸部位上隔 8～10 层棉布或纱布，再将温灸筒放置其上，以受术者感到舒适、热力足而不烫伤皮肤为宜。施灸结束后移去灸筒，取出灸艾并熄灭灰烬。

4.3.3.2 操作时间

每次灸 20～30 分钟，以施灸部位出现红晕为度。每日 1～2 次。

4.3.4 非化脓直接灸法

4.3.4.1 操作方法

首先在施灸部位皮肤局部涂以少量的凡士林以增加黏附性，然后将艾炷放置于施灸皮肤上，自艾炷尖端点燃艾炷，当艾炷燃烧过半，局部皮肤潮红、灼烫时施术者即用镊子将艾炷移去，更换另一艾炷再灸，续灸至应灸的壮数。因此法刺激量轻且灸后不引起化脓、不留瘢痕，故又称为无瘢痕灸。

4.3.4.2 操作时间

一般灸 3～6 壮，以局部皮肤充血、红晕为度。隔日一次。

4.4 施术后处理

4.4.1 施灸后反应及异常情况的处理

a）施灸后，施灸部位的皮肤多有红晕灼热感，不须处理，可自行消失。

b）灸后如因施灸部位皮肤组织灼伤发生水肿或水泡。如水泡直径在 1cm 左右，一般不需任何处理，待其自行吸收即可；如水泡较大，可用消毒针剪刺破或剪开泡皮放出水泡内容物，并剪去泡皮，暴露被破坏的基底层，涂搽消炎膏药以防止感染，创面的无菌脓液不必清理，直至结痂自愈。灸泡皮肤可以在 5～8 天结痂并自动脱落，愈后一般不留瘢痕。

c）灸后若因施灸部位皮肤灼伤严重破坏真皮组织，可发生水肿、溃烂、体液渗出，甚至形成无菌性化脓。在灸疮化脓期间，受术者不宜从事体力劳动，要注意休息，严防感染。若发生感染，皮肤轻度发红或红肿，可在局部做消毒消炎处理；如出现红肿热痛且范围较大或化脓部位较深者，则应让受术者及时就医。

d）若出现晕灸，立即停止艾灸，让受术者平卧于空气流通处，松开领口，给予温白糖水（糖尿病者慎用）或温开水，闭目休息即可。对于猝倒神昏者，应立即呼唤急救；有条件的可以针刺水沟、十宣、中冲、涌泉、百会、气海、关元、太冲、合谷等穴以急救。

4.4.2 施术后效果评定

艾灸效果的判定工作主要是对已实行的各种艾灸方法是否有效达到受术者保健艾灸的效果做出客观的判定，这是保健灸疗师工作全程中很重要的一环。艾灸效果的判定应注意以下两个方面：

a）判定预期艾灸效果是否实现：保健灸疗师要将受术者的健康状况和艾灸施治前后，进行系统的比较。对艾灸操作者来讲，艾灸效果的判定工作应贯穿受术者艾灸的全过程，如艾灸前的询问、查体以判断受术者的健康状况，确认已决定的艾灸保健方法是否正确，判断受术者艾灸后健康状况好转程度的效果，保健灸疗师的保健艾灸是否在预定的时间内完成。

b）重新调整对受术者的保健艾灸方案：在判定艾灸后效果的基础上，对艾灸保健方法的选择和施灸部位、穴位进行分析、研究，重新审查受术者的健康状况，进一步调整艾灸方法、施灸部位，以及重新针对性评定受术者每次施灸时间和疗程。

每一位受术者由于社会职业、地位、民族、信仰、生活习惯、文化程度的不同，体质各不相同，致使每个人获得的治疗效果不同，所以保健灸疗师的灸法选择和操作一定要根据客观情况的变化不断地调整，并做出新的艾灸效果的判定，通过新的判定指导后续保健治疗。

对客观存在的问题，要进一步行体察判断，以对保健艾灸认可或排除。对原有判断不当的部分加以调整，并注意加强与受术者的沟通。

4.4.3 施术后的整理

a）施灸结束后立即熄灭艾灰，观察受术者施灸部位的反应及受术者自身的身体状态。正常情况下，灸治结束后，最好嘱受术者饮一杯温开水，休息 15～20 分钟方可离开，如有异常情况，及时做针对性处理。

b）送走受术者后，清洗双手并进行艾灸用具及艾灸操作室的整理工作。

——用温水清洗双手。

——进行艾灸用具的整理。

——将艾灸用具摆放在规定处。

——清理使用过的艾灸用品，如温灸盒、灸架等，并放置在规定的操作台上；同时进行操作台的杂物清理，如点火器，使用过的姜片、蒜片等。

——整理艾灸床，床单、枕头、枕巾叠好，辅放摆设整齐。

——清洁整理艾灸操作室，进行地毯、沙发等软性物具的灰尘清理，硬地面的杂物清除和湿拖。

——物品、床单、墙面、门窗保持无污垢、无油迹、无破损、整齐、美观、洁净。

4.4.4 施术后的指导

a）艾灸施治完毕后，协助受术者穿戴好衣帽，提示受术者不要忘记自己的饰品及物品，引领受术者到休息室就坐。

b）询问并认真倾听艾灸后受术者的反应及感受，针对受术者提出的问题、反应、感受等进行解答。

c）向受术者提示艾灸后的有关注意事项，并应告诉或预约受术者下一次来艾灸的时间。

4.4.5 受术者艾灸档案记录

应对每位受术者建立艾灸档案。首先要将受术者的姓名、性别、年龄、职业、健康状况写清楚，然后将受术者的要求和具体艾灸施灸内容以及器具、次数、收费标准等记录在案，最后签上保健灸疗师的姓名及记录操作时间。

4.5 注意事项

a）艾灸火力应先小后大，灸量先少后多，程度先轻后重，以使受术者逐渐适应。

b）施灸部位灼伤者应注意预防感染。

c）精神紧张、大汗后、劳累后或饥饿时不适宜艾灸。

d）注意防止艾灰脱落或艾炷倾倒而烫伤皮肤或烧坏衣被。灸毕，应将剩下的艾条套入灭火管内或将燃头浸入水中，以彻底熄灭，防止再燃。如有绒灰脱落在床上，应清扫干净，以免复燃烧坏被褥等物品甚至引发火患。

e）注意观察受术者有无晕灸的发生。

4.6 禁忌

4.6.1 禁灸部位

部分在头面部或重要脏器、大血管附近的穴位，应尽量避免施灸或选择适宜的灸法，特别不宜用艾炷直接灸。另外，孕妇腰骶部和少腹部禁灸。

4.6.2 禁忌证

a）严重的感染性疾病，避免灼伤加重感染。

b）皮肤出现肿胀破溃者。

c）不配合者，如醉酒、精神分裂症、抽搐等。

4.7 艾灸养生保健流程图

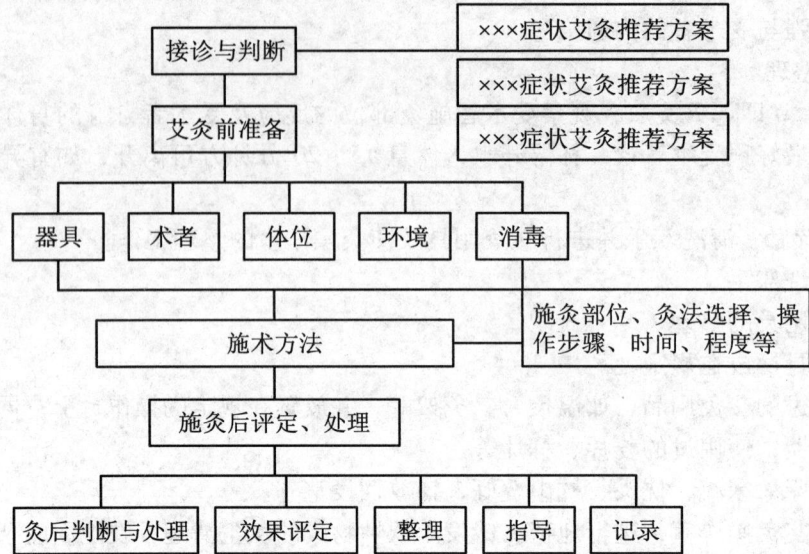

附录 A

（资料性附录）

保健艾灸法介绍

保健艾灸主要用于保健，即未病先防、既病防变、病后康复以及缓解疼痛和延年益寿。通过前期信息采集、受术者的保健诉求，介绍相应的保健艾灸方法，主要分为保健艾条灸法、保健隔物灸法、保健温灸器灸法和非化脓灸法。

艾灸方案		适应病症	目　的	施灸部位	灸　量
保健艾条灸法	温和灸	多种慢性疾病的防治以及保健灸	激发人体正气，增强抗病能力，无病时施灸有防病保健的作用	主要根据症状辨证施治，保健灸常选神阙、命门、关元、气海、中脘、足三里等穴	15～20分钟
	雀啄灸				
	回旋灸				
保健隔物灸法	隔姜灸	因寒而致的呕吐、腹痛、腹泻、风寒湿性疼痛、痛经等	温通经络、散寒止痛	主要以神阙、关元、足三里穴及疼痛部位为主	艾炷灸3～6壮
	隔蒜灸	用于顽固性疼痛、久病体虚，尚未溃破的疔、疮、疖等	通络止痛、消瘀散结	久病体虚者灸神阙、关元、足三里等，余者灸患处	艾炷灸3～6壮
	隔盐灸	急性寒性腹痛、呕吐、腹泻，或小儿先天不足所致吐泻	温经散寒、扶助阳气	只用于脐部，即神阙穴	艾炷灸3～9壮
保健温灸器灸法	温灸盒灸	常用于亚健康状态及某些症状，如便秘、腹泻、关节组织疼痛、痛经、手足怕冷等	康复保健	症状部位或保健灸穴位：神阙、命门、关元、气海、中脘、足三里等	20～30分钟
	灸架灸				
	温灸筒灸				
非化脓直接灸法		用于慢性虚寒性疾病，如哮喘、慢性腹泻、风寒湿性痛症等	温经散寒通络，增强机体抗病能力	根据病症选择施灸部位	艾炷灸3～6壮

附录 B

（资料性附录）

推荐方案

B.1 保健灸推荐方案

B.1.1 概述

保健灸，即将灸法应用于防病保健，具体指在疾病发生前或健康状态下，运用灸法通过经络腧穴作用于人体，调整人体生理功能的平衡，提高人体免疫功能，增强抗病能力，从而达到预防疾病、延年益寿的目的的灸法。保健灸是中医"治未病"思想的重要组成部分。

保健灸的常用穴位主要有足三里、神阙、气海、关元、涌泉、身柱等。现代常用保健灸方法有温和灸、隔物灸、直接灸、温灸器灸等，其中以温和灸最为常用。保健灸适用人群广泛，四时皆宜。

B.1.2 保健灸穴位及方法选择

B.1.2.1 足三里灸

足三里为足阳明胃经之合穴，艾灸足三里具有补益脾胃、调和气血、扶正培元、祛邪防病、延年益寿之效。小儿不宜对足三里施灸。根据施灸方法分为足三里瘢痕灸和足三里温和灸，其中瘢痕灸因其有创伤、疼痛难忍，不作为本规范推荐内容，具体操作时可选择温和灸及灸架灸。

a）足三里艾条灸：主要选用艾条温和灸，受术者取仰卧位或坐卧位，充分暴露双下肢艾灸部位，准确定位足三里穴位后并标记，将艾条点燃后置于穴位上方 2~3cm 处；施术者可通过上下调节艾条行的高度以调节艾灸温度，以受术者感到温热略烫可耐受为宜；亦可用艾条行雀啄灸、回旋灸。可双侧足三里同时施灸，艾灸 10~15 分钟，以施灸部位皮肤潮红为度，灸毕熄灭艾条。隔日施灸 1 次，每月灸 10 次。

b）足三里灸架灸：受术者取仰卧位或坐卧位，充分暴露双下肢施灸部位及周围，准确定位足三里穴位后并标记，先将灸架放置在双侧足三里穴位上方，将艾条点燃后插入灸架顶孔，对准穴位固定好灸架，双侧同时施灸；施术者或受术者可通过上下调节插入艾条的高度以调节艾灸温度，以受术者感到温热略烫可耐受为宜；灸毕移去灸架，取出艾条并熄灭。艾灸 15~20 分钟，以施灸部位皮肤潮红为度。隔日施灸 1 次，每月灸 10 次。

B.1.2.2 神阙灸

神阙穴即脐中，属任脉穴，为养生保健要穴。艾灸神阙有温补元阳、健运脾胃、益气延年之效。常用艾灸方法有隔姜灸、隔盐灸和温灸盒灸。

a）神阙隔姜灸：受术者取仰卧位，将鲜姜切成直径 2~3cm、厚 0.4~0.6cm 的薄片，中间以针刺数孔，然后置于神阙穴上，再将艾炷放在姜片上，自艾炷尖端点燃艾炷；艾炷燃烧至局部皮肤潮红、受术者有痛觉时，可将姜片稍许上提，使之离开皮肤片刻，旋即放下，再行灸治；当艾炷燃尽，更换艾炷后继续施灸，灸 3~5 壮。隔日施灸 1 次，每月灸 10 次。

b）神阙隔盐灸：受术者取仰卧位，取纯净的食盐适量填满脐窝，上方放置艾炷，点燃艾柱，局部熨灸；艾炷燃烧至局部皮肤潮红、受术者有痛觉时，可将艾炷稍许上提，使之离开皮肤片刻，旋即放下，再行灸治；一炷灸完，更换艾炷后继续施灸，连续施灸 3~5 壮。隔日施灸 1 次，每月灸 10 次，谨防烫伤。

c）神阙温灸盒灸：受术者取仰卧位，充分暴露腹中部，将温灸盒安放于脐中上方，取两至三节长 2~3cm 的艾段点燃后，置放于灸盒内的铁纱上，盖上盒盖。艾灸 15~20 分钟，施灸至受术者自感温热舒适无灼痛、皮肤稍有红晕为度。如受术者感到灼烫，可略掀开盒盖或抬起灸盒，使之离开皮肤片刻，旋即放下，再行施灸；施灸结束移去灸盒，取出灸艾并熄灭灰烬。隔日施灸 1 次，每月灸 10 次。

B.1.2.3 气海灸

气海穴又名脖胦，属任脉，为保健灸的要穴。艾灸气海穴有培补元气、益肾固精之效。常用艾灸方法有气海温和灸和气海隔姜灸。

a）气海温和灸：受术者取仰卧位，穴取气海，操作方法参照足三里温和灸。

b）气海隔姜灸：受术者取仰卧位，穴取气海，操作方法参照神阙隔姜灸。

B.1.2.4 关元灸

关元穴为先天之气海，是足三阴经与任脉之会，小肠之募穴。艾灸关元穴有培元固本、补肾益精、理气和血、强身保健之效。古人称关元穴为人身元阴元阳交关之处，是老年保健灸的要穴，孕妇不宜使用。常用艾灸方法有关元温和灸、关元隔姜灸。具体操作方法同足三里温和灸、神阙隔姜灸。

B.1.2.5 涌泉灸

涌泉意指体内肾经的经水由此外涌而出体表，故涌泉穴又名地冲，是足少阴肾经的五输穴之井穴。常灸涌泉能延年益寿，为老年保健灸之要穴。常用艾灸方法有涌泉隔姜灸和涌泉非化脓直接灸。

a）涌泉隔姜灸：受术者取俯卧位，微微垫高脚背，使脚掌处于水平位，操作方法参照神阙隔姜灸。

b）涌泉非化脓直接灸：受术者取俯卧位，微微垫高脚背，使脚掌处于水平位，准确定位涌泉穴并标记，在穴位局部涂以少量的凡士林，然后将艾炷放置于涌泉穴上，点燃艾炷；当艾炷燃烧过半，局部皮肤潮红、灼烫时，施术者即用镊子将艾炷移去，更换另一艾炷再灸，谨防起泡。双侧涌泉同时施灸，每穴每次施灸 3～5 壮，隔 1～2 日施灸 1 次，每月 10 次。

B.1.2.6 身柱灸

身柱穴属督脉，为小儿保健灸要穴，艾灸此穴可增强小儿机体免疫力和抗病能力，对小儿有强身保健之用。常用的保健灸方法为小儿身柱温和灸。其具体操作是取艾绒适量卷成香烟大小的艾卷，用温和灸法施灸身柱穴 5～10 分钟即可，隔 2 日施灸 1 次，每月灸 10 次。

B.1.3 注意事项

a）一年四季艾灸均可以增强机体对疾病的抵抗力，而其中夏季三伏、冬季三九及二十四节气又是保健灸介入的最佳时机。此外，在古代出现瘟疫时，由于当时没有疫苗，医生在前往疫区开展救治工作前，常常通过施灸（常用足三里、关元等穴）来保护自己。

b）保健灸施灸的壮数和年龄密切相关。《扁鹊心书·卷上》中提到："人至三十，可三年一灸脐下三百壮；五十可二年一灸脐下三百壮；六十可一年一灸脐下三百壮。"随着年龄的增加，需要施灸的量亦随之增加。

c）保健灸也要谨慎使用。对于小儿，足三里不可随便灸，《类经图翼》中提到："小儿忌灸三里，三十外方可灸，不尔反生疾。"对于孕妇，关元、气海不宜灸；对于身柱，小儿以外人群不宜施灸。因而对于保健灸的穴位选取及施灸量的确定，要考虑年龄及体质等因素，以防引起不良反应。

d）除上述常用保健灸穴位及方法外，还可根据不同的受众人群和目的，采用保健灸来达到增强体质预防疾病的目的，如预防感冒。通常在感冒易发的冬春季节，通过保健灸提高机体免疫力，预防感冒发生。常用的穴位有风池、大椎、气海、足三里、三阴交、膏肓俞等，具体施灸方法可用艾条温和灸，每穴 10 分钟。此外，大椎、风门、膏肓、三阴交、命门、天枢等穴亦常作为保健灸取穴。

B.2 肢体关节疼痛调理

B.2.1 概述

艾灸对肢体关节疼痛的调理主要包括对颈项部、肩部、腰腿部及膝关节等部位疼痛的调理。

疼痛是最常见的一种自觉症状，有虚实之分。实性疼痛多因感受风寒湿邪、久伤不愈、慢性劳损、气滞血瘀、痰浊凝滞等阻滞脏腑经脉及筋肉关节，气血运行不畅所致，即所谓"不通则痛"；虚性疼痛多因阳气亏虚，精血不足，脏腑经脉失养所致，即所谓"不荣则痛"。颈项肩、腰腿、膝关节等部位的疼痛以实性疼痛为主，虚性疼痛较为少见。

B.2.2 调理原则

a) 总的调理原则为通经活络止痛，辨证施护。

b) 建议采用温和灸或隔物灸（强推荐）。

c) 对于疼痛时间较长、疼痛症状反复较重者，应加大艾灸量行局部施灸（强推荐）。

d) 建议配合局部关节的功能锻炼和平时生活避风寒调护（强推荐）。

B.2.3 艾灸调理各部位疼痛的治疗作用

艾灸疗法历史悠久，是中医学中的重要组成部分，被历代医家所重视。艾灸能够驱寒逐湿、温经通络、活血化瘀，对各种肢体疼痛均疗效显著，止痛效果颇佳。

B.2.4 颈项部疼痛调理

B.2.4.1 概述

主要适用于颈项连后枕部不适，如颈项部肌肉僵紧、上肢麻木、头昏头晕、枕项疼痛等，或作为经诊断为颈椎病的患者的辅助治疗。

艾灸调理颈项部疼痛常取大椎、风池、风府及阿是穴，落枕时可选择外劳宫、后溪及阿是穴。灸法常选用温和灸。

B.2.4.2 操作方法

a) 温和灸：受术者取坐位或俯卧位，充分暴露颈项部艾灸部位，准确定穴并标记，将艾条点燃后置于穴位上方 2~3cm 处；施术者可通过上下调节艾条的高度以控制艾灸温度，以受术者感到温热略烫可耐受为宜（颈项部穴位施灸时因距离头发较近，须谨防烧烫伤）；可单穴逐一施灸，亦可多部位同时施灸，艾灸 30 分钟左右，以施灸部位皮肤潮红为度，灸毕熄灭艾条。每天 1 次，连续治疗 10 次。

b) 随证加减：根据症状或导致疼痛的原因进行配穴施灸。风寒痹阻加灸风门；劳伤血瘀加灸膈俞、合谷；上肢疼痛加灸曲池、合谷；上肢或手指麻木加灸少海、手三里；头晕头昏加灸百会。

B.2.4.3 注意事项

a) 颈肩部涉及大量肌肉、韧带及神经分布，因此当出现颈肩疼痛，或者伴随明显的上肢或头部症状如疼痛、麻木、头昏头晕等时，应告知受术者前往医院予以检查。

b) 落枕会加重颈项部疼痛症状，长期伏案或低头工作者应注意颈部保健，如平时的颈项部功能锻炼及避风寒防护保健等，当预防重于治疗。

B.2.5 肩部疼痛调理

B.2.5.1 概述

主要适用于肩关节及周围部位不适，如肩周肌肉僵紧、疼痛，肩关节活动范围受限等，或作为经诊断为肩周炎的患者的辅助治疗。

艾灸调理肩部疼痛常取肩髃、肩贞、肩井及阿是穴。灸法常选用温和灸和隔姜灸。

B.2.5.2 操作方法

a) 温和灸：受术者取坐位或仰卧位，充分暴露艾灸部位，准确选择肩髃、肩贞及阿是穴等，穴位定位后标记，将艾条点燃后置于穴位上方 2~3cm 处；施术者可通过上下调节艾条的高度以控制艾灸温度，以受术者感到温热略烫可耐受为宜；可单穴逐一施灸，亦可多部位同时施灸，艾灸 30 分钟左右，以施灸部位皮肤潮红为度，灸毕熄灭艾条。每天 1 次，连续治疗 10 次。

b) 隔姜灸：受术者取坐位或仰卧位，施灸部位选择肩髃、肩贞及阿是穴，将鲜姜切成直径 2~

3cm、厚0.4~0.6cm的薄片，中间以针刺数孔，然后置于上述穴位上，再将艾炷放在姜片上，自艾炷尖端点燃艾炷；艾炷燃烧至局部皮肤潮红，受术者有痛觉时，可将姜片稍许上提，使之离开皮肤片刻，旋即放下，再行灸治；当艾炷燃尽，更换艾炷后继续施灸，灸6~9壮，以皮肤发红为度。每日1次，连续治疗10次。

c）随证加减：可根据疼痛的部位辨证取穴。疼痛以肩前外部为主，加灸三间；疼痛以肩外侧部为主，加灸中渚；疼痛以肩后部为主，加灸后溪；疼痛以肩前部为主，加灸尺泽。

B.2.5.3 注意事项

a）艾灸对肩部疼痛有较好的止痛效果，持续艾灸一段时间均可收效。若经较长时间治疗无明显缓解甚至加重时，应嘱受术者到医院就诊完善相关检查，排除外伤或其他疾患。

b）在艾灸调理肩部疼痛期间，配合肩关节功能锻炼非常重要。并应指导建立受术者良好的生活习惯，注意肩关节保暖。

B.2.6 腰腿部疼痛调理

B.2.6.1 概述

主要适用于腰腿痛、下肢麻木、下肢窜痛等，或作为经诊断为腰椎间盘病变、腰肌劳损、腰椎小关节紊乱、坐骨神经痛等患者的辅助治疗。

艾灸调理腰腿疼痛常取腰阳关、肾俞、委中及阿是穴。灸法常选用温和灸、隔盐灸和艾盒灸。

B.2.6.2 操作方法

a）温和灸：受术者取俯卧位，充分暴露艾灸部位，准确选择腰阳关、肾俞、委中及阿是穴等，穴位定位后标记，将艾条点燃后置于穴位上方2~3cm处；施术者可通过上下调节艾条的高度以调节艾灸温度，以受术者感到温热略烫可耐受为宜；可单穴逐一施灸，亦可多部位同时施灸，艾灸30分钟左右，以施灸部位皮肤潮红为度，灸毕熄灭艾条。每日1次，连续施灸10次。

b）隔盐灸：受术者取俯卧位，施灸部位以阿是穴为主，取竹圈以两层纱布封底，放入纯净的食盐一汤匙平铺于竹圈内，再放上艾炷，将竹圈置于局部熨灸；一炷灸完，更换艾炷后继续施灸，连续施灸30~40分钟。每日1次，连续灸疗5~7次。

c）艾盒灸：受术者取俯卧位，充分暴露腰骶部，将温灸盒安放于腰部脊柱两侧，放置于腰部阿是穴或者肾俞、腰阳关上方，取三节长2~3cm的艾段点燃后，置放于灸盒内的铁纱上，盖上盒盖；施灸至受术者自感温热舒适无灼痛、皮肤稍有红晕为度；如受术者感到灼烫，可略掀开盒盖或抬起灸盒，使之离开皮肤片刻，旋即放下，再行灸治；连续施灸2次（六节艾段），施灸结束后移去灸盒，取出灸艾并熄灭灰烬。每日1次，连续灸治10次。

d）随证加减：可根据疼痛的部位辨证取穴。疼痛在腰脊正中者，病在督脉，加灸后溪（悬起灸）；疼痛部位在腰脊两侧者，病在足太阳经，加灸申脉（悬起灸）；腰痛连及下肢，且下肢症状显著者，重灸委中。

B.2.6.3 注意事项

a）艾灸对腰腿痛有较好的止痛效果，尤其对腰肌劳损疗效显著。若经较长时间施灸无明显缓解甚至加重时，或有受术者就诊时即感下肢麻木、窜痛明显，疼痛异常者，应嘱受术者到医院就诊完善相关检查，排除外伤或其他疾患。

b）在腰腿疼痛艾灸调理期间，配合适当的功能锻炼可显著增加调理效果，如小燕飞。

c）日常生活中导致腰痛最常见的原因大概有以下几种：举重物、肥胖、不良生活方式和运动姿势。故而针对受术者的具体情况，指导其针对性处理，对疼痛的防治意义重大。

B.2.7 膝关节疼痛调理

B.2.7.1 概述

主要适用于膝关节疼痛，或经诊断为膝关节交叉韧带损伤、膝关节侧副韧带损伤、膝关节创伤性滑膜炎、风湿性关节炎、类风湿关节炎、膝关节退行性关节病的患者在治疗过程中可辅助艾灸予以缓解局部不适。

艾灸调理膝关节疼痛常取膝眼、血海、阳陵泉及阿是穴。保健灸法常选用温和灸和隔姜灸。

B.2.7.2 操作方法

a) 灸架灸膝眼：取穴以双侧内外膝眼为主穴，受术者取坐位或仰卧位，充分暴露疼痛的膝关节局部，准确穴位定位后并标记，先以灸架放置在相应穴位处，将艾条点燃后插入灸架顶孔，对准穴位固定好灸架，内外膝眼同时施灸；施术者或受术者可通过上下调节插入艾条的高度以控制艾灸温度，以受术者感到温热略烫可耐受为宜；灸毕移去灸架，取出艾条并熄灭。艾灸30分钟左右，以施灸部位皮肤潮红为度。每天1次，可连续施灸10次及以上。

b) 温和灸：受术者取仰卧位，充分暴露艾灸部位，准确选择疼痛膝部肢体的外膝眼、血海、阳陵泉及阿是穴等，穴位定位后标记，将艾条点燃后置于上述穴位上方的2~3cm处；施术者可通过上下调节艾条的高度以调节艾灸温度，以受术者感到温热略烫可耐受为宜；可单穴逐一施灸，亦可多部位同时施灸，艾灸30分钟左右，以施灸部位皮肤潮红为度，灸毕熄灭艾灸。每天1次，连续施灸10次。

c) 随证加减：局部膝关节冷痛明显者可加灸关元；痛处固定剧烈有瘀血征象加灸膈俞；疼痛反复缠绵，感邪即发，宜重灸。

B.2.7.3 注意事项

a) 艾灸调理膝关节痛疗效确切，但施灸前应明确导致受术者膝关节疼痛的具体原因，必要时嘱受术者到医院就诊。

b) 告知受术者平时应注意减少膝关节负重、上下楼梯、爬山等，减少对膝关节的损害，同时应重视膝关节的防寒保暖。

B.3 肠道不适调理

B.3.1 概述

肠道调理主要针对于肠道不适人群，临床症状表现为腹痛、腹胀、腹泻或便秘等，或诊断为功能性消化不良、肠易激综合征、急慢性结肠炎、胃肠功能紊乱等。上述不适症状的发生常与情志失调、思虑劳倦、饮食不节、感受风寒等密切相关，且感邪即发，症状反复缠绵。

B.3.2 调理原则

a) 总的调理原则为急则治标、缓则治本、辨证施治、对症调护。

b) 建议采用温灸器灸（强推荐）。

c) 对于病程较长、病势缠绵、症状较多者，则予以辨证施治（强推荐）。

d) 建议辅以情志、饮食调理，并加强运动锻炼（弱推荐）。

B.3.3 艾灸调理胃肠的治疗作用

单纯艾灸疗法调理肠道不适具有良好的疗效。艾灸可通过对特定腧穴的刺激，由经络传导，作用于相关脏腑，达到调和肝脾、理气通腑的治疗作用。艾灸亦能够从多环节、多靶点调节机体生理平衡，从而改善肠道各项不适症状，尤其在调理内脏高敏感性腹痛、腹泻等方面优势明显。

B.3.4 艾灸取穴与方法

B.3.4.1 概述

艾灸调理肠道常取天枢、上巨虚、足三里或神阙等穴位。灸法常选用温灸器灸为主。

B.3.4.2 操作方法

a) 灸架灸：受术者取仰卧位，充分暴露艾灸部位，穴取天枢、上巨虚、足三里，准确定位后并标记穴位，先以灸架放置在相应穴位处，将艾条点燃后插入灸架顶孔，对准穴位固定好灸架；施术者或受术者可通过上下调节插入艾条的高度以控制节艾灸温度，以受术者感到温热略烫可耐受为宜；灸毕移去灸架，取出艾条并熄灭。先灸腹部穴位，后灸其他部位。亦可多部位同时施灸，艾灸30分钟左右，以施灸部位皮肤潮红为度。每天1次，连续施灸15次。

b）隔姜灸：施灸部位选择神阙穴，将鲜姜切成直径2~3cm、厚0.4~0.6cm的薄片，中间以针刺数孔，然后置于神阙穴上，再将艾炷放在姜片上，自艾炷尖端点燃艾炷；艾炷燃烧至局部皮肤潮红、受术者有痛觉时，可将姜片稍许上提，使之离开皮肤片刻，旋即放下，再行灸治；当艾炷燃尽，更换艾炷后继续施灸，灸6壮。每日1次，连续施灸10次。

c）随证加减：腹胀明显者加灸中脘、内关；腹泻明显者加灸关元、神阙；便秘甚者加灸支沟、照海；症状发生转归与情绪波动密切相关者加灸肝俞、神门。

脾虚湿滞证加灸脾俞、章门；肝郁脾虚证加灸太冲、期门；脾肾阳虚证加灸肾俞、关元；脾胃湿热证加灸内庭、曲池；肝郁气滞证加灸肝俞、行间；肠道燥热证加灸合谷、曲池。

B.3.4.3 注意事项

a）在接诊过程中若受术者仅有临床症状的描述而无其他检查报告及就诊历史描述时，应告知受术者前往正规医院予以检查确诊，排除器质性病变。建议将结肠镜检查作为筛查器质性疾病的重要手段，不可妄自诊断并予以施灸。

b）中医认为肠道不适症状的发生病位在肠，与肝、脾密切相关，情志因素在该病的发生、发展和治疗等方面有着至关重要的影响。现代研究证实，情绪抑郁、饮食习惯与该病的发生呈正相关，结合当前社会生活节奏的日益增快、生活工作压力的增加以及饮食生活不规律等问题，针对此类受术者施治调理时，应告知受术者保持心情舒畅，保证健康饮食，积极预防肠道不适症状的诱发和进展。同时在艾灸调理过程中，配合对受术者进行心理疏导，保持情志舒畅，指导健康规律饮食，适当增加户外运动锻炼，有助于提高疗效，减少不适症状的发生频率。

B.4 胃脘痛调理

B.4.1 概述

胃脘痛艾灸调理主要针对反复出现上腹近心窝处发生疼痛，常伴有反酸、恶心、嗳气等不适的人群，或作为诊断为急慢性非萎缩性胃炎、胃黏膜脱垂、胃神经官能症、胃-食管反流症、消化性溃疡等患者的辅助调理。胃脘痛的发生多由感受外邪、饮食不节或情志刺激，或中焦虚寒、失于濡养，致气机阻滞，不通而痛。病位在胃，与肝、脾相关。无论是胃腑本身的病变还是其他原因导致胃络不通或胃失温养均可导致胃脘部疼痛。

胃脘痛症状反复缠绵，发生率和复发率高，灸法具有温散寒邪、温通经络、活血止痛、温中散寒、温阳补虚、行气活血、消瘀散结及通经活络等功效，无毒副作用、操作简单易行，常被用于调理胃脘痛，效果显著。

B.4.2 调理原则

a）总的调理原则为和胃止痛、急则治标、缓则治本。

b）建议采用温灸器灸（强推荐）。

c）对于胃痉挛所致的胃脘痛尤为适宜（强推荐）。

d）建议平时注意饮食规律，忌食刺激食物（强推荐）。

B.4.3 艾灸调理胃脘痛的治疗作用

艾灸能够对机体免疫功能进行良性双向性调整，既可以提高低下的免疫功能，又可以抑制亢进的免疫功能，使机体不同系统的脏腑器官功能活动由异常状态向正常状态转化，纠正脏腑器官系统的功能失调，促进人体的神经体液调节作用和免疫功能，从而改善胃肠功能活动达到调理作用。加之艾灸可通过调节血浆中内啡肽的水平而发挥止痛效应，是艾灸对胃脘痛起效的重要机制。

B.4.4 艾灸取穴与方法

B.4.4.1 操作方法

a）受术者取仰卧位，放松全身的肌肉，暴露出放置艾条的部位，取足三里、中脘穴，准确定位后并标记，先以灸架放置在相应穴位部位，将艾条点燃后插入灸架顶孔，对准穴位固定好灸架；施术者或受术者可通过上下调节插入艾条的高度以调节艾灸温度，以受术者感到温热略烫可耐受为宜；温灸架灸：先灸中脘穴，再灸双侧足三里穴，亦可同时施灸，温度以受术者感到温热略烫可耐受为宜；若受术者感觉艾灸部位的皮肤灼热难忍，可短暂移开灸架；灸毕移去灸架，取出艾条并熄灭。每个穴位的艾灸时间为 20～30 分钟，以施灸部位皮肤潮红为度。可每日 1 次。

b）温灸盒灸：受术者取仰卧位，充分暴露中腹部皮肤，将温灸盒放置于神阙穴上方，取三至四节长 2～3cm 的艾段点燃后，置放于灸盒内的铁纱上，盖上盒盖，施灸至受术者自感温热舒适无灼痛、皮肤稍有红晕为度；如受术者感到灼烫，可略掀开盒盖或抬起灸盒，使之离开皮肤片刻，旋即放下，再行灸治；连续施灸 2 次（六或八节艾段），施灸结束移去灸盒，取出灸艾并熄灭灰烬。总施灸时间约 30 分钟，以施灸部位皮肤潮红为度，可每日 1 次。

c）随证加减：寒邪犯胃证加灸梁丘、胃俞，可使用隔姜灸；饮食伤胃证可加灸下脘、梁门；肝气犯胃证加灸太冲、期门；脾胃虚寒证加灸脾俞、关元，可适当增加施灸时间及灸量；胃阴不足证加灸胃俞、三阴交。

B.4.4.2 注意事项

a）因胃脘痛的临床表现有时可与肝胆疾患、心脏疾患及胰腺炎等相似，应详细询问受术者症状特点及病程，必要时告知受术者前往正规医院予以检查确诊，排除上述疾患或溃疡病出血、穿孔等重症。

b）艾灸调理胃脘痛的效果较好，以胃痉挛引起的胃痛效果最佳。调理过程中可详细询问症状表现、病程等特点后，告知其艾灸优势，并指导患者健康规律饮食，忌食刺激食物，减少或避免增加对胃的刺激和伤害，防止胃脘痛的复发。

B.5 睡眠障碍调理
B.5.1 概述

艾灸对睡眠的调理主要针对自感睡眠欠佳或睡眠困难人群，主要表现为入睡困难、睡后易醒、早醒、睡眠质量下降和总睡眠时间减少等。

睡眠障碍的发生多与饮食不节、情志失常、劳逸失调、病后体虚等因素密切相关。其基本病机是心神不安，或阳盛阴衰、阴阳失交，与肾、肝、脾关系密切。艾灸以交通阴阳、宁心安神之法可起到调理改善睡眠的作用，因神经官能症、更年期综合征、焦虑症、抑郁症、贫血等多种疾病常表现为睡眠障碍，故艾灸可用于上述疾病患者的辅助调理。

B.5.2 调理原则

a）总的调理原则为调和阴阳、辨证施治、对症调护。

b）建议采用悬起灸（强推荐）。

c）对于病程较长、症状严重者，则予以辨证施治（强推荐）。

d）建议辅以情志、饮食调节（强推荐）。

B.5.3 艾灸调理睡眠的治疗作用

据动物实验的相关文献报道，艾灸可调节神经-内分泌-免疫网络系统，改善失眠大鼠睡眠结构变化。亦有实验发现，四神聪穴可恢复 5-HT 通路与 NE 通路之间的相互平衡和制约，使睡眠-觉醒节律恢复正常，进而调整睡眠。

B.5.4 艾灸取穴与方法
B.5.4.1 概述

艾灸调理睡眠常取百会、四神聪、安眠、神门等穴位。灸法常选用回旋灸。

B.5.4.2 操作方法

a）回旋灸：施灸部位选择百会穴（或 T5 至 L2 双侧的夹脊穴），分开百会穴部位头发（或暴露背部施灸部位），将艾条点燃一端悬于施灸部位上，距离皮肤 2～3cm 处，回旋施灸，灸 15～20 分钟。每天 1 次，睡前施灸效果更佳，连续施灸 10 次。

b）随证加减：肝火扰心证加灸行间；痰热扰心证加灸丰隆；心脾两虚证加灸心俞、脾俞；心肾不交证加灸太溪；心胆气虚证加灸心俞、胆俞。症状严重者可加大灸量，或可加灸安眠穴、四神聪、神门等穴位。

B.5.4.3 其他辅助养生保健方案

B.5.4.3.1 耳穴压丸

选穴：神门、心、交感、皮质下。施术方法可参照耳穴压丸相关操作规范。

B.5.4.3.2 头部穴位按摩

按压印堂穴、抹眉、梳理太阳经、揉太阳穴、揉双侧风池，每晚按摩 1 次。

B.5.4.3.3 中药足浴

将煅磁石、菊花、黄芩、夜交藤、生龙骨、甘草、合欢花等中药，先用大火煮沸，改小火煎煮约 30 分钟，将药液放入盆中，浸泡双足，以药液泡过足踝为度。泡脚过程中如果药液冷却，可加热后再用。

B.5.4.4 注意事项

a）单纯艾灸调理睡眠有明确的效果，配合头部穴位按摩、耳穴压丸等方法效果更佳。应详细询问受术者病史病情及伴随症状，必要时告知受术者前往正规医院予以检查确诊，排除器质性病变，以免延误器质性病变的治疗。

b）指导受术者养成按时起居的生活习惯，饮食有节制，保持乐观情绪，睡前避免精神刺激，忌饮咖啡、茶等饮料。同受术者交谈应耐心，让受术者树立信心，认清紧张或焦虑的情绪不利睡眠障碍的恢复，放松自己，坚持锻炼，合理饮食、作息。

B.6 痛经调理

B.6.1 概述

艾灸调理痛经主要针对经行腹痛或行经前后出现的周期性小腹疼痛的人群，以青春期少女或未婚年轻女性为主。饮食生冷、情绪不畅、起居不规律等是痛经发生的主要原因，遗传亦是痛经发生的重要因素。痛经有虚实两端，实者为冲任瘀阻、气血运行不畅、胞宫经血流通受阻，虚者为冲任虚损、胞宫失养；与冲、任二脉及肝、肾关系密切。

艾灸作为一种有效的减轻疼痛的方法，以疗效显著、操作简便、无毒副作用而被广泛运用于痛经的治疗和日常调理。

B.6.2 调理原则

a）总的调理原则为调理冲任、温经止痛。

b）建议采用温灸器灸（强推荐）。

c）对于病程日久、疼痛剧烈者，予以辨证施治（强推荐）。

d）建议施灸一个月经周期及以上（强推荐）。

e）建议辅以避冷，情志、生活等调理（强推荐）。

B.6.3 艾灸调理痛经的治疗作用

《灵枢》有云："脉血结于中，中有着血、血寒，故宜灸之。"艾灸具有温经散寒、散瘀止痛之功效，为痛经的常用外治法。有研究表明，艾灸对痛经发挥疗效的作用机制可能是通过调节血浆中内啡肽的水平而发挥止痛效应。

B.6.4 艾灸取穴与方法

B.6.4.1 概述

艾灸调理痛经最常用腧穴依次为关元、三阴交、神阙、中极、气海、八髎穴等。可选用艾条灸、隔物灸、温针灸等多种灸疗方式。

B.6.4.2　操作方法

　　a）灸架灸：取穴以神阙穴、关元穴为主，受术者取仰卧位，充分暴露艾灸部位，准确穴位定位后并标记，先以灸架放置在相应穴位处，将艾条点燃后插入灸架顶孔，对准穴位固定好灸架；施术者或受术者可通过上下调节插入艾条的高度以控制艾灸温度，以受术者感到温热略烫可耐受为宜；灸毕移去灸架，取出艾条并熄灭；先灸神阙、关元穴至皮肤潮红以受术者不能忍受为度，然后灸配穴至皮肤潮红，亦可多部位同时施灸；艾灸30分钟左右，以施灸部位皮肤潮红为度。每天1次。

　　b）隔姜灸：将鲜姜切成直径2～3cm、厚0.4～0.6cm的薄片，中间以针刺数孔，然后置于关元、肾俞、中极、地机等穴上，再将艾炷放在姜片上，自艾炷尖端点燃艾炷；艾炷燃烧至局部皮肤潮红、受术者有痛觉时，可将姜片稍许上提，使之离开皮肤片刻，旋即放下，再行灸治；当艾炷燃尽，更换艾炷后继续施灸。轻度痛经灸5壮，中度痛经灸8壮，重度灸10壮。每日1次。

　　c）随证加减：气滞血瘀证加灸太冲、血海；寒凝血瘀证加灸关元、归来；气血虚弱证加灸气海、血海；肾气亏损证加灸肾俞、太溪。

B.6.4.3　注意事项

　　a）接诊时应详细询问受术者症状表现，告知其应排除器质性病变引起的痛经，若为继发性痛经，应及时诊断原发病，对症治疗后施以艾灸辅助缓解经期疼痛。

　　b）中医认为痛经的发生，病位在胞宫，与冲、任二脉及肝、肾关系密切，饮食生冷、情绪不畅、起居不规律等是痛经发生的主要因素。施灸过程中，应提醒指导受术者注意经期卫生和保暖，避免过食生冷、精神刺激和过度劳累。

参 考 文 献

［1］《针灸技术操作规范第 1 部分　艾灸》项目组．中华人民共和国国家标准　针灸技术操作规范
　　第 1 部分　艾灸［J］．中国针灸，2010，30（6）：501 - 504．

［2］中国针灸学会．中华人民共和国国家标准　针灸技术操作规范　第 1 部分　灸（英文）［J］．
World Journal of Acupuncture - Moxibustion，2009，19（4）：59 - 65．

ICS 11.120
C 05

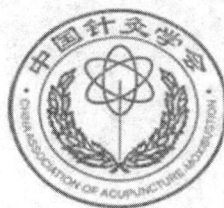

团 体 标 准

T/CAAM 0002—2019

针灸养生保健服务规范
拔　罐

Specification of acupuncture and moxibustion for health care service

Cupping

2019-11-13 发布　　　　　　　　　　　　　　2019-12-31 实施

中 国 针 灸 学 会 发布

前　言

《针灸养生保健服务规范》包括：艾灸、拔罐、刮痧、贴脐等针灸技法养生保健服务规范。

本部分为《针灸养生保健服务规范　拔罐》。

本部分的附录A为资料性附录。

本部分按照GB/T 1.1—2009给出的规则起草。

本部分由中国针灸学会提出。

本部分由中国针灸学会标准化工作委员会归口。

本部分起草单位：山东中医药大学、中国中医科学院针灸研究所、湖北中医药大学。

本部分起草人：高树中、马玉侠、赵宏、于岩瀑、刘兵、李玉婕、张娜、王静芝。

本部分指导专家：刘炜宏、郭义、赵吉平、王富春、侯振善、耿引循、张琳。

本部分审议专家：刘保延、喻晓春、武晓冬、贾春生、麻颖、景向红、郭义、赵京生、赵吉平、王麟鹏、房繄恭、董国锋。

引　言

　　刮痧、拔罐、艾灸、贴脐均属于中医传统疗法。这些疗法简便易行，副作用小，疗效确切，见效较快，在养生保健和疾病治疗方面，具有独到的优势。近年来，随着人们对健康的重视，刮痧、拔罐、艾灸和贴脐等养生保健疗法越来越受到关注。但是由于养生保健服务市场在准入门槛、从业人员资质、服务技术规范等方面尚缺乏具体管理标准，因此出现了服务内容和服务标准不统一、非医疗机构经营中医治疗项目、从业人员素质参差不齐等现象，亟需给予重视和加强监管。为了更好地规范常用针灸疗法在养生保健服务领域内的操作和应用，由中国针灸学会标准化工作委员会和针灸治未病湖北省协同创新中心共同发起，组织国内四家单位，严格按照团体标准的制定方法和制定流程，制定了刮痧、拔罐、艾灸和贴脐等养生保健服务规范，以规范这些常用针灸技术在养生保健领域中的应用，为针灸临床从业人员和养生保健服务人员提供技术指导，同时也为相关医疗和服务机构的管理提供依据。

针灸养生保健服务规范 拔罐

1 范围

本标准规定了适用于养生保健服务领域的拔罐用具、拔罐技术操作规范和应用范围。

本标准适用于养生保健领域中从事拔罐技术操作的技术人员。

2 规范性引用文件

下列文件中的条款通过本部分的引用而成为本部分的条款。凡是注日期的引用文件，其随后所有的修改单（不包括勘误的内容）或修订版均不适用于本部分，然而，鼓励根据本部分达成协议的各方研究是否可使用这些文件的最新版本。凡是不注日期的引用文件，其最新版本适用于本部分。

GB/T 12346 腧穴名称与定位

GB/T 21709.5—2008 针灸技术操作规范 第5部分 拔罐

GB 15981—1995 消毒与灭菌效果的评价方法与标准

3 术语和定义

下列术语和定义适用于本标准。

3.1

拔罐

拔罐是以罐为工具，利用燃烧、抽吸、蒸汽等方法造成罐内负压，使罐吸附于腧穴或体表的一定部位，以产生良性刺激，达到调整机体功能、防治疾病目的的外治方法。

3.2

火罐

火罐是指通过燃烧罐内空气的方法用来拔罐的器具。

3.3

水罐

水罐是利用空气热膨胀原理，通过蒸汽、水煮等方法用来拔罐的器具。

3.4

抽气罐

用一种特制的罐具和一个抽气装置构成并通过抽吸方法用来拔罐的器具。

4 拔罐用具

4.1 罐具

4.1.1 按材质分类

a）玻璃罐：由玻璃加工制成。其形如球状，下端开口，口小肚大，口边微厚略向外翻而平滑。

b）陶瓷罐：由陶土烧制而成，罐的两端较小，中间外展，形同腰鼓。

c）竹罐：用坚固的细毛竹制成，一端留节为底，一端为罐口，中间略粗，形同腰鼓。

d）塑料罐：用塑料或以塑料为主的原料制成的罐具。

e）硅胶罐：依照玻璃罐的形状以硅胶为原料制作而成的一种罐具。

4.1.2 按排气方法分类

a）抽气罐：由一种特制的罐具和一个抽气装置构成，分为连体式和分体式两种。如注射器抽气罐、空气唧筒抽气罐。

注射器抽气罐：用青、链霉素瓶或类似的小药瓶制成。

空气唧筒抽气罐：带有活塞嘴，配有一外接抽气唧筒。

b）挤气罐：常见的有组合式和组装式两种。组合式由玻璃嗽叭筒的细头端套一橡皮球囊构成；组装式是装有开关的橡皮囊和橡皮管与玻璃或透明工程塑料罐连接而成。

e）双孔玻璃抽吸罐：外形和玻璃罐大致相同，呈椭圆球形。在罐的顶部两侧设有圆柱形的两个孔，一为注入孔，一为排气孔。

4.1.3 按功能不同分类

a）电罐：罐内安有电热元件，随着现代科学技术的发展，电罐已从单纯的产生负压到集负压、温热、磁疗、电针等综合治疗方法为一体。负压以及温度均可通过电流来控制，还可以连接测压仪器，随时观测负压情况。

b）磁罐：是磁疗与罐疗相结合的一种磁疗器械，罐内带有磁针具有磁疗效果。用优质塑料制成的罐筒，形状为圆形，一面开口，另一部分为抽气装置，使用时连接罐筒。

c）药物多功能罐：罐内凹斗可放入药液或药末、药片。

d）远红外真空罐：是真空拔罐结合稀土元素制成的发热体罐具。

e）复合罐具：是罐具配用其他治疗仪而成。如 HZ－Ⅲ型红外线真空治疗机：该仪器具有真空拔火罐及红外线两种作用，可用于多种疾病的治疗。

4.2 拔罐介质

4.2.1 液体类介质

水或动植物油脂，具有滋润肌肤，增强吸附力的作用，宜用于走罐或皮肤干燥者。

4.2.2 膏剂类介质

凡士林等，具有滋润肌肤、润滑作用，可防止皮肤干裂，宜用于走罐或皮肤干燥者。

4.2.3 药物类介质

中药煎煮而成的汤剂，可因中药药效不同起到不同的治疗作用，同时有润滑作用，宜用于水罐法、走罐法。

4.2.4 消毒剂类介质

75%的乙醇或1%的苯扎溴铵，具有消炎作用，宜同针灸挑刺放血配合使用。

5 操作规范

5.1 施术前准备

5.1.1 部位

拔罐时选取适当的拔罐部位，以经脉循行部位和病变部位为主，常用的施术部位有头、颈、肩、背、腰及四肢等。施术部位应尽量暴露，便于操作。

5.1.2 体位

5.1.2.1 仰卧位

自然平卧，双上肢或平放或放于体侧，下肢自然分开，膝盖下可垫以软枕。此体位有利于在面部、胸、腹、胁肋部、双侧上肢、双侧下肢前面以及内外侧部进行拔罐操作。

5.1.2.2 俯卧位

自然俯卧，胸前及踝关节可垫一软枕。此体位有利于在颈部、背部、腰部、臀部及双下肢后侧外侧部进行拔罐操作。

5.1.2.3 侧卧位

自然侧卧，双下肢屈曲，上面的前臂下可垫软枕。此体位有利于在肩部、胁肋部、髋部、膝部以及上下肢外侧部进行拔罐操作。

5.1.2.4 仰靠坐位

自然仰靠于治疗椅上。此体位有利于在前头部、面颊部、颈部、上胸部、肩部、膝部、下肢后侧部进行拔罐操作。

5.1.2.5　俯伏坐位

俯伏于治疗椅背。此体位有利于在头项部、后头部、背部进行拔罐操作。

如果在操作过程中受术者要求变动体位，应扶稳罐子，并协助其缓慢变动体位。但在留罐时，切不可变动体位，以免发生不适。

5.1.3　环境

拔罐室内环境要求明亮宽敞、清洁卫生、室内温度适中，以受术者感觉舒适为宜。

5.1.4　消毒

5.1.4.1　罐具

拔罐工具的使用必须一人一套，一用一消毒，避免交叉感染。未经消毒的器具禁止使用。

a）未有脓血污染的塑料、橡胶罐：宜用75％乙醇棉球反复擦拭罐具以消毒。

b）未有脓血污染的玻璃、陶瓷、竹制罐：除擦拭消毒外，还可高温、高压或煮沸消毒。

c）对于有血液、脓液污染的罐具：罐具用水冲洗后，宜用浓度为20g/L的戊二醛浸泡消毒45分钟，或用浓度为5.5g/L的OPA浸泡消毒12分钟，消毒效果评价按GB 15981—1995消毒与灭菌效果的评价方法与标准的规定。

消毒后用清水漂洗并等罐具干燥后再使用。

5.1.4.2　部位

拔罐部位应用热毛巾，或一次性纸巾，或1％苯扎溴铵，或生理盐水棉球进行清洁或消毒。

5.1.4.3　施术者

术者双手应用肥皂水或洗手消毒液清洗干净，或用1％苯扎溴铵擦拭清洁。

5.2　施术方法

5.2.1　吸拔方法

5.2.1.1　火罐法

5.2.1.1.1　闪火法

用止血钳或镊子夹住95％乙醇棉球，一手握罐体，罐口朝下，将棉球点燃后立即伸入罐内，快速摇晃1～3圈随即退出，速将罐扣于应拔部位。燃火伸入罐内的位置，以罐口与罐底的外1/3与内2/3处为宜。

5.2.1.1.2　贴棉法

将直径1～2cm的蘸有95％乙醇的棉片紧贴于罐内壁适当位置（以中部为宜），一手握罐体，另一手持燃着的火柴或打火机伸入罐内点火，棉片燃着后迅速将罐扣于应拔部位。适合于横拔。

5.2.1.2　水罐法

5.2.1.2.1　水煮法

将竹罐放入水中或保健中药液内煮沸2～3分钟，然后用镊子将罐倒置（罐口朝下）夹起，迅速用多层干毛巾捂住罐口片刻，以吸去罐内的液体，降低罐口温度，但保持罐内热气，趁热快速将罐扣于应拔部位，然后轻按罐具30秒左右，令其吸牢。

5.2.1.2.2　蒸汽法

将水或保健中药液在小水壶内煮沸（液体水平面勿超过小水壶的壶嘴），至水蒸气从壶嘴或套于壶嘴的皮管内大量喷出时，将壶嘴或皮管插入罐内2～3分钟取出，快速将罐扣于应拔部位。

5.2.1.3　抽气罐法

先将抽气罐紧扣在应拔部位，再用抽气筒将罐内的部分空气抽出，使其吸拔于皮肤上。

5.2.1.4　其他罐法

如拔挤气罐、电磁罐、远红外罐、药物多功能罐等，可根据其说明书进行操作。

5.2.2 应用方法

5.2.2.1 闪罐法

用闪火法将罐吸拔于应拔部位，随即取下；再吸拔，再取下，反复吸拔至局部皮肤潮红，或罐体底部发热为度。动作要迅速而准确。闪罐频率一般为 20~40 次/分，闪罐持续操作时间一般为 5~10 分钟。必要时也可在闪罐后留罐。

5.2.2.2 留罐法

将吸拔在皮肤上的罐具留置一定时间，使局部皮肤潮红，甚或皮下瘀血呈紫黑色后再将罐具取下。

留罐时间可根据年龄、体质、部位、保健目的等情况而定，一般为 5~10 分钟。若遇皮肤反应敏感、身体虚弱情况或遇老人和儿童，则留罐时间不宜过长。

5.2.2.3 走罐法

先于施罐部位涂抹适量介质，用罐吸拔后，一手固定拔罐部位的皮肤，另一手握住罐体，略用力将罐沿着一定路线反复推拉，至走罐部位皮肤潮红或紫红为度，推罐时应用力均匀，以防止罐具漏气脱落。

5.2.2.4 排罐法

沿某一经脉或某一肌束的体表位置顺序成行排列吸拔多个罐具。

5.2.3 起罐方法与顺序

5.2.3.1 一般起罐方法

一手握住罐体腰底部稍倾斜，另一手拇指或食指按压罐口边缘的皮肤，使罐口与皮肤之间产生空隙，空气进入罐内，即可将罐取下。

5.2.3.2 特殊罐具的起罐方法

5.2.3.2.1 抽气罐的起罐方法

提起抽气罐上方的塞帽使空气注入罐内，罐具即可脱落。也可用一般方法起罐。

5.2.3.2.2 水罐的起罐方法

若吸拔部位呈水平面，应先将拔罐部位适当倾斜并在低位罐口处放置适量干棉球后，再用一般方法起罐。

5.2.3.3 起罐的顺序

在拔多个罐具时，要按照拔罐的先后顺序而定，原则上是先拔先起，后拔后起，还要注意上下顺序，如在背部拔多个罐时，应按先上后下起罐，这样可避免发生头晕、恶心呕吐等不良反应。

5.2.4 拔罐的时间

拔罐时间的长短既与受术者的体质、病情有关，也与操作方法有关。总的原则以局部皮肤出现潮红或者瘀血、瘀斑、丹痧点为度，一般来说，对于病情重、病程长、病灶深及疼痛性疾患，留罐的时间要长一些；病情轻、病程短、病灶浅，留罐的时间要短一些；对于肌肉、软组织丰厚部位、体质健壮肌肉丰满者，拔罐时间要长；对于软组织薄弱部位、体质消瘦者，拔罐时间宜短一些；同时初次接受拔罐的受术者，拔罐时间应短一些，长期拔罐的受术者，拔罐时间宜长一些。

5.2.5 拔罐的频率和疗程

拔罐疗法的频率、疗程是根据不同疾病和病情轻重来决定，但也是相对而言的。

a) 急性受术者，每日 1 次，如果症状严重，可以每日 2~3 次（穴位要改变），至病愈为止。

b) 慢性病者，隔日或者 3 日 1 次。

c) 亚健康者，每周 1 次即可。

d) 预防、保健者，每周或者半月 1 次。

由于拔罐后局部皮肤都有一定的反应，一般情况下，潮红多在数小时左右消除，故 24 小时后可以进行下一次；如果有瘀斑，并且伴有轻微触痛，一般隔 1～2 日，等到潮红、瘀斑基本消退，触痛基本消失后再行拔罐。

如果病情需要每日操作，应另选其他穴位，或在原罐区周围任选一点。通常连续操作 5～10 次为1 个疗程，中间宜间隔 2～3 日。

5.2.6 拔罐的取穴原则

5.2.6.1 局部取穴与循经取穴

a) 局部取穴：在疾病的局部和邻近部位取穴，包括阿是穴和病理性反应点。

b) 循经取穴：本经、表里经、同名经和特殊穴位（即特定穴）的取穴。

5.2.6.2 辨证取穴与异向取穴

a) 辨证取穴：按循经取穴，并依据每穴的主治范围进行辨证取穴的方法。

b) 异向取穴：按上下、左右和交叉取穴的方法。上病取下，下病取上。如胃脘痛取足三里、内庭；左病取右，右病取左；交叉取穴，如右踝关节扭伤，可在左腕关节取穴，尤适用于四肢疼痛性疾病。

5.2.6.3 对症取穴

根据患者情况选择特殊作用的穴位，如高热取大椎、心悸取内关、胆囊病取胆囊穴等。

5.2.6.4 病理反应点取穴

可按经脉循行规律的分布区域在受术者疾病相应部位体表来寻找病理反应性诊点或压痛点。

5.3 施术后处理

5.3.1 拔罐后皮肤的正常反应

拔罐处通常会出现点片状紫红色瘀点、瘀斑，或兼微热痛感，或局部发红，一般可不做特殊处理。

5.3.2 拔罐后的常规处理

起罐后应用消毒棉球拭去紫红色罐斑上的小水珠。若罐斑处微觉痛痒，不可搔抓，数日内可自行消退。起罐后若出现水疱，只要未破溃，可任其自然吸收。若水疱过大，可用一次性消毒针从疱底刺破，放出水液后，再用消毒敷料覆盖。若出血应用消毒棉球拭净。若皮肤破损，应常规消毒，并用无菌敷料覆盖。

5.3.3 罐斑评定

根据罐斑，即罐斑出现的部位不同与罐斑本身的形态不同，对预后判断上有一定的临床指导意义。

a) 身体健康者。经过规范的保健拔罐，一般不会出现罐斑或罐斑在较短时间内消除，仅表现为皮肤潮红、局部发热、身体轻松。

b) 通过罐斑色泽判断健康状况。凡经络循行线路和穴位区域出现罐斑，提示相应经络或与其相关的脏腑病变。如罐斑紫黑而暗，提示经行不畅，有血瘀现象；罐斑发紫伴有斑块，提示寒凝血瘀状态；罐斑呈散在紫点状且深浅不一，提示气滞血瘀状态；罐斑鲜红，提示有热邪；背部膀胱经循行线走罐后出现鲜红散在点，且集中于背部腧穴，提示相应脏腑存在病变。以上情况都需及早保健防治。注意严格按照操作规范进行，切不可为追求罐斑效果，随意更改拔罐时间及拔罐力度。

c) 通过拔罐后水疱情况判断健康状况。按照严格的拔罐操作方法，拔罐后出现水疱比较明显，数量较多，色清，周围皮肤温度不高，罐中无温热感，提示机体为寒湿状态；水疱数量较少，色微黄，或者混浊，周围皮肤温度较高，罐中气暖，提示机体为湿热状态；水疱色呈血红或黑红，提示为久病湿邪夹瘀的病理反应。注意严格按照操作规范进行，切不可为追求水疱效果，刻意延长拔罐时间及加大拔罐力度。

5.4 注意事项

a) 拔罐部位宜充分暴露，若毛发较多影响操作，在征得受术者同意后，可剃去拔罐部位毛发。操作部位应注意防止感染发生。

b) 面部及双肩、咽区、前胸区等易暴露部位，须向受术者（尤其是女性）说明可能会留下罐斑的情况，并征得其同意后才可拔罐，并注意留罐时间不宜过长及尽量避免留下罐斑痕迹。

c) 拔罐局部宜舒展、松弛，拔罐过程中勿移动体位，以防罐具脱落。

d) 老年、儿童、体质虚弱及初次接受拔罐者，拔罐数量宜少，留罐时间宜短。妊娠妇女及婴幼儿慎用或禁用拔罐方法。

e) 使用电罐、磁罐时，应询问受术者是否带有心脏起搏器等金属物体，有佩带者应禁用。

f) 施行走罐法时应避免润滑剂、保健中药液污染受术者的衣物。皮肤易过敏者，尤其是对拔罐介质过敏者，宜选用温水进行走罐润滑。

g) 起罐操作时不可硬拉或旋转罐具，以防引起疼痛或损伤皮肤。

h) 拔罐手法要熟练，动作应轻、快、稳、准。用于燃火的乙醇棉球，不可吸含乙醇过多，以免燃烧时滴落到受术者皮肤上而造成烧烫伤。

i) 拔罐过程中若出现拔罐局部疼痛，可减压放气，或立即起罐。若出现头晕、胸闷、恶心，肢体发软，心慌汗出，甚者瞬间意识丧失等晕罐现象，应立即起罐，使受术者呈头低脚高卧位，必要时可饮用温糖水或温开水，或掐水沟穴等，同时密切观测血压、心率变化。

5.5 禁忌

a) 急性严重疾病、接触性传染病、严重心脏病、心力衰竭等疾病患者。

b) 血小板减少性紫癜、白血病及血友病等出血性疾病患者。

c) 皮肤高度过敏、皮肤肿瘤（肿块）部、皮肤溃烂部及传染性皮肤病患者。

d) 淋巴结结核、活动性肺结核、静脉曲张处及疝气处。

e) 急性外伤性骨折、中度和重度水肿部位。

f) 特殊部位，如心尖区体表大动脉搏动处、眼、耳、口、鼻等五官孔窍部。

g) 精神分裂症、抽搐、高度神经质及不合作者。

5.6 拔罐技术养生保健流程图

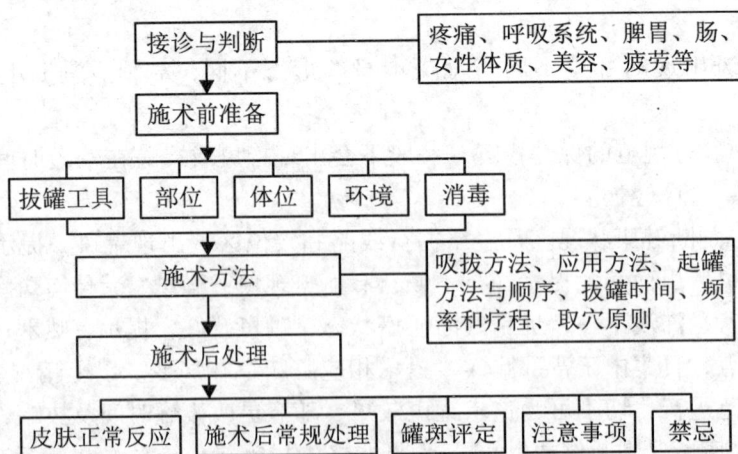

附录 A

（资料性附录）

调理推荐方案

A.1 疼痛调理

A.1.1 颈肩部调理

A.1.1.1 适用病症

主要适用于颈肩肘关节疼痛、局部肌肉僵紧、上肢麻木、头晕、头痛等症状，或经诊断为颈椎病、落枕、肩周炎等疾病引起的颈肩部关节疼痛、肌肉僵硬等患者可辅助拔罐缓解疼痛。

A.1.1.2 拔罐方法

取穴：颈夹脊穴、大椎、大杼、悬钟、阿是穴；肩中俞、肩外俞、肩井、天宗、阿是穴。

操作：取坐位，选择合适口径的玻璃罐，以闪火法将罐吸拔于施术部位，若颈痛拔颈夹脊穴、大椎、大杼、悬钟、阿是穴；若肩背痛拔肩中俞、肩外俞、肩井、天宗、阿是穴。留罐5~10分钟起罐。

A.1.1.3 注意事项

拔罐调理结束后，可配合按揉受术者颈肩部，帮助疏通颈肩部经络。嘱咐受术者注意颈肩部保暖，避免感受风寒；建议受术者加强功能锻炼。

A.1.2 腰腿部调理

A.1.2.1 适用病症

主要适用于腰腿痛、下肢麻木、窜痛等症状，或经诊断为急性腰扭伤、腰椎间盘突出症、腰肌劳损、坐骨神经痛等。

A.1.2.2 拔罐方法

取穴：命门、肾俞、风市、环跳、八髎、承山、承筋、委中、阿是穴。

操作：取俯卧位，选择合适口径的玻璃罐，以闪火法将罐吸拔于施术部位，留罐时间视拔罐后皮肤的反应与受术者的体质而定，每次5~10分钟，然后将罐起下。

A.1.2.3 注意事项

腰腿痛急性期需绝对卧硬床板休息，以减轻脊柱负荷，进而缓解疼痛，因此拔罐调理需在疼痛急性发作24h后方可进行。拔罐时注意力度不可过大，以受术者耐受为度，避免加重受术者腰部肌肉痉挛状态使症状加重。拔罐结束后可配合给受术者腰部按摩，热敷，并嘱咐受术者需腰腿部用力前先要充分活动，避免搬运重物。

A.1.3 膝关节调理

A.1.3.1 适用病症

主要适用于膝关节疼痛、膝关节活动不利者，或经诊断为膝关节骨性关节炎、增生性膝骨关节炎、膝关节滑膜炎、膝关节韧带损伤、风湿性关节炎、类风湿关节炎、膝关节退行性关节病等，均可辅助拔罐予以缓解局部不适。

A.1.3.2 拔罐方法

取穴：血海、梁丘、内膝眼、外膝眼、足三里、阿是穴。

操作：取坐位或仰卧位，选择合适口径的玻璃罐，以闪火法将罐吸拔于施术部位，留罐时间视拔罐后皮肤的反应与受术者的体质而定，每次5~10分钟，然后将罐起下，该法可配合TDP治疗仪照射穴位局部，加快膝关节局部气血运行。对于老年受术者，可在主穴的基础上加拔气海、关元、肝俞、肾俞，达到补肝肾、强筋骨的效果。

A.1.3.3 注意事项

膝关节肌肉较少，拔罐时不宜力度过大，应以受术者耐受为度。嘱咐受术者避免久立、久坐、久行，不要让膝关节处于同一体位时间过长。避免爬山、爬楼梯、下蹲等增加膝关节负重的活动，多食用牛奶、蛋类、豆制品、蔬菜、水果，必要时补充钙剂。注意保暖，防止膝关节受凉、受潮，保持膝关节局部气血运行顺畅。

A.2 呼吸系统调理

A.2.1 适用病症

主要适用于出现发热、头痛、鼻塞、流涕、咳嗽症状的受术者，或经诊断为感冒、咳嗽、哮喘等呼吸道疾病或某些感染性疾病引起的发热、头痛、咳嗽等患者均可辅助拔罐缓解症状。

A.2.2 拔罐方法

取穴：大椎、定喘、风门、肺俞。

操作：取坐位或俯卧位，选择合适口径的玻璃罐，以闪火法将罐吸拔于施术部位，留罐时间视拔罐后皮肤的反应与受术者的体质而定，每次3～5分钟，然后将罐起下。

取穴：背部督脉及膀胱经循行线。

操作：取俯卧位，充分暴露背部，在背部涂适量的润滑油，选择合适口径的玻璃罐，同时将玻璃罐口涂上油脂，用闪火法将罐吸拔于背部（负压不宜过大），以手握住罐底，稍倾斜、用力将罐沿着督脉及膀胱经循行线推拉，罐具前进方向略提起，后方着力，反复推拉至走罐部位皮肤紫红瘀血为度，起罐后擦净皮肤上的油迹。该法不但可调畅肺气，调理脏腑，疏通经络，增加免疫力，对于发热者尤为适宜。

取穴：背部督脉及膀胱经循行线。

操作：取俯卧位，用闪火法将玻璃罐吸附于施术部位，随即取下，再吸拔，再取下，反复吸拔至皮肤潮红为度。

A.2.3 注意事项

发热病因甚多，对于持续高热或非感冒引起的发热，需立即嘱咐受术者前往正规医院检查诊治。对于感冒、咳嗽的受术者，在拔罐留罐期间需做好受术者的保暖措施，如增加室内温度、覆被或TDP治疗仪照射等，以免出现复感。起罐后嘱咐受术者立即穿好衣服或覆被助汗。对于儿童及不能耐受疼痛者不宜使用走罐法。易感受术者建议加强身体锻炼，饮食宜清淡，作息规律，以增强抵抗力。

A.3 脾胃调理

A.3.1 适用病症

脾胃调理主要针对于脾胃不适人群，诸如胃痛、胃胀、呕吐、嗳气、反酸、食欲不振等，或诊断为急慢性胃炎、胃食管反流病、消化不良等。

A.3.2 拔罐方法

取穴：中脘、天枢、足三里、脾俞、胃俞。

操作：先取俯卧位，于脾俞、胃俞处选择合适口径的玻璃罐，以闪火法将罐吸拔于施术部位，留罐时间视拔罐后皮肤的反应与受术者的体质而定，每次5～10分钟，然后将罐起下。再取仰卧位，对中脘、天枢、足三里进行拔罐操作，方法同上。

A.3.3 注意事项

脾胃调理时，避免在过饱过饥状态下进行拔罐。嘱咐受术者饮食有节，避免暴饮暴食，食用易消化的食物，忌生冷辛辣食物。积极参加体育锻炼，保持心情愉悦，避免忧愁烦恼。

A.4 肠部调理

A.4.1 适用病症

肠部调理主要针对于肠部不适人群，诸如腹痛、腹胀、腹泻或便秘等，或诊断为肠易激综合征、消化性溃疡、急慢性结肠炎、肠功能紊乱等。

A.4.2 拔罐方法

取穴：天枢、神阙、上巨虚；肝俞、脾俞、大肠俞、三阴交。

操作：取坐位或俯卧位，选择合适口径的玻璃罐，以闪火法将罐吸拔于施术部位，留罐时间视拔罐后皮肤的反应与受术者的体质而定，两组穴位交替使用，每次5～10分钟，然后将罐起下。

A.4.3 注意事项

针对上、下消化道出现的不适而进行拔罐调理时，应把握操作时机，避免在过饱过饥状态下进行拔罐。嘱咐受术者饮食有节，避免暴饮暴食，食用易消化的食物，忌生冷辛辣食物。积极参加体育锻炼，保持心情愉悦，避免忧愁烦恼。

A.5 女性体质调理

A.5.1 乳腺调理

A.5.1.1 适用病症

主要针对一侧或双侧乳房胀痛，或明确诊断为乳腺增生、产后乳汁不畅、乳腺结节、乳腺囊肿以及乳腺术后调养等的女性。单纯以疼痛为主症的生理性乳房胀痛，如青春期乳房疼痛、经前乳房胀痛、孕期乳房胀痛和产后乳房胀痛，除孕期乳房胀痛外，其余三者亦可根据具体情况予以拔罐辅助调理，减轻阶段性痛苦。

A.5.1.2 拔罐方法

取穴：膻中、璇玑、肩井、库房、天宗、期门、阿是穴。

操作：取坐位，选择合适口径的玻璃罐，以闪火法将罐吸拔于施术部位，留罐时间视拔罐后皮肤的反应与受术者的体质而定，每次5～10分钟，然后将罐起下，该法可配合TDP治疗仪照射穴位局部，加快乳房局部气血运行。对于产后乳汁不畅者，可在主穴基础上选用小号火罐，罩住乳晕，以闪火法吸拔乳房局部，当罐内乳汁逐渐增多负压减少时起罐，擦净乳汁后更换火罐，反复吸拔3～4次，若乳房局部可触及硬结，可于拔罐后按摩乳房。

A.5.1.3 注意事项

乳腺调理需注意保护受术者隐私，拔罐期间可用衣物或布帘遮挡。乳腺肿瘤、结节处禁止拔罐。建议受术者培养良好的生活习惯，保持心情舒畅，坚持体育锻炼。育龄期受术者建议每年参加一次乳腺体检。

A.5.2 妇科炎症调理

A.5.2.1 适用病症

针对女性下腹部坠胀痛、白带增多、腰骶部酸痛，或经诊断为慢性盆腔炎、慢性附件炎、子宫内膜炎等妇科炎症。

A.5.2.2 拔罐方法

取穴：肾俞、八髎、关元、中极、归来、水道、足三里、三阴交。

操作：取俯卧位或仰卧位，选择合适口径的玻璃罐，以闪火法将罐吸拔于施术部位，两组穴位交替使用，留罐5～10分钟，然后将罐起下。使用第一组穴位时，可同时在腰骶部走罐出痧后留罐。

A.5.2.3 注意事项

避免经期拔罐。嘱咐受术者保持良好的作息习惯及良好的心态，注意饮食清淡，避免过食油腻、辛辣刺激食物。注意私处卫生，养成良好的卫生习惯。

A.5.3　围绝经期调理

主要针对绝经前后女性出现的经行紊乱、面部潮红、手足心热、易汗出等症状，伴有腰背酸痛、胸闷、烦躁易怒、精神疲倦、头晕耳鸣、心悸失眠、情志异常等，或经诊断为更年期综合征、双侧卵巢切除或放射治疗后双侧卵巢功能衰竭者亦可采用拔罐予以辅助调理。

A.5.3.1　拔罐方法

取穴：心俞、肝俞、胆俞、肾俞。

操作：取俯卧位，选择合适口径的玻璃罐，以闪火法将罐吸拔于施术部位，留罐 5～10 分钟，然后将罐起下。

A.5.3.2　注意事项

嘱咐受术者培养良好的生活习惯，增加蔬菜、水果、粗粮的摄入，控制体重配合规律运动。保持心情舒畅，学会自我调节压力。由激素水平改变所致的尿道炎或膀胱炎可建议受术者前往正规医院就诊。

A.6　美容调理

A.6.1　适用病症

主要针对皮肤出现的粉刺、炎性丘疹、脓包、风团块等，均可辅助拔罐进行调理。

A.6.2　拔罐方法

取穴：大椎、风门、曲池、肺俞、肝俞、脾俞、风市、血海。

操作：取坐位或俯卧位，选择合适口径的玻璃罐，以闪火法将罐吸拔于施术部位，留罐时间视受术者耐受时间及皮肤出痧情况而定，每次 5～10 分钟，然后将罐起下。

取穴：神阙。

操作：取仰卧位，充分暴露脐部，选取适合口径的玻璃罐，采用闪火法将罐吸拔在穴位上，留罐 5～10 分钟。起罐后间隔 5 分钟再拔，如此反复，连续操作 3 次，以神阙穴局部皮肤有明显瘀斑为佳。若虚寒体质可于拔罐前温和灸神阙穴 5～10 分钟。该法主要适用于皮肤突起风团，伴见瘙痒的受术者，使用该法亦有助于提高机体免疫力。

A.6.3　注意事项

避免拔罐时挤压皮疹，尤其是面部危险三角区域，以免感染留下瘢痕。嘱受术者保持良好的作息规律，心情愉快，戒烟戒酒，避免食用辛辣刺激、高脂食物，多吃水果蔬菜，保持大便通畅。对于过敏性皮肤病较为严重者，建议受术者到正规医院就诊，积极寻找过敏原，避免与过敏原接触。

A.7　疲劳调理

A.7.1　适用病症

拔罐调理主要针对躯体及精神感觉疲惫的人群，表现为全身疲惫、四肢乏力、周身不适、活动迟缓，有时可能出现肌肉痛、关节痛、食欲减退等，可伴有头晕、失眠、多梦、心慌。以上症状往往不能通过卧床休息而缓解，使自感疲劳的人群身体、心理均受到严重影响。拔罐是缓解疲劳的有效辅助方式。

A.7.2　拔罐方法

取穴：心俞、膈俞、肝俞、脾俞、肾俞。

操作：俯卧位，选择合适口径的玻璃罐，以闪火法将罐吸拔于施术部位，留罐时间视受术者耐受时间及皮肤出痧情况而定，留罐 5～10 分钟起罐。

取穴：背部督脉及膀胱经循行线、下肢内侧脾经循行线。

操作：受术者取俯卧位，充分暴露背部，在背部涂适量的润滑油，选择合适口径的玻璃罐，同时将玻璃罐口亦涂上油脂，用闪火法将罐吸拔于施术部位（负压不宜过大），以手握住罐底，稍倾斜、用力将罐沿督脉、膀胱经循行线及下肢内侧脾经循行线推拉，罐具前进方向略提起，后方着力，反复运作至走罐区皮肤紫红瘀血为度，起罐后擦净皮肤上的油迹。

A.7.3　注意事项

留罐及走罐时避免力度过大，以免耗伤气血加重症状。调理过程中，可行头部穴位按摩，配合背部膀胱经循行线擦法，直至骶棘肌发热为度，使受术者身心放松。对于疲劳通过休息不能缓解的受术者，可建议其注意休息、调整心情，多吃水果、蔬菜，多饮水，积极鼓励其全面调理，消除不良情绪对身体的影响。

参 考 文 献

[1] 梁繁荣. 针灸学 [M]. 第 2 版. 北京：人民卫生出版社，2012.

[2] 张永臣. 拔罐疗法防治百病一本通 [M]. 北京：科学出版社，2012.

[3] 葛湄菲. 拔罐疗法治百病 [M]. 北京：化学工业出版社，2008.

[4] 李健. 图解在家拔罐 [M]. 福州：福建科学技术出版社，2012.

[5] 周建党，牛林敬. 拔罐保健手册 [M]. 北京：人民军医出版社，2008.

[6] 东贵荣. 刺法灸法学 [M]. 北京：中国中医药出版社，2012.

[7] 李羽佳. 大椎穴刺络拔罐应用举隅 [J]. 山西中医，2013，29（6）：36.

[8] 康国辉. 背部腧穴拔罐治疗小儿痰湿阻肺型咳嗽的疗效观察 [D]. 石家庄：河北医科大学，2013.

[9] 魏丹. 肺俞穴刺血拔罐法治疗咳嗽 72 例疗效分析 [J]. 北京中医，2003（4）：45.

[10] 王芳玲，马小允，宋哲，等. 背俞穴拔罐治疗小儿外感咳嗽 32 例 [J]. 河南中医，2015，35（11）：2844 - 2845.

[11] 韩芳. 拔罐治疗支气管炎及哮喘 137 例的临床疗效 [J]. 中国社区医师，2015，31（24）：82 + 84.

[12] 汪胤. 神阙穴拔罐治疗哮喘急性发作 52 例 [J]. 按摩与导引，2004（5）：29.

[13] 王莲. 对慢性胃脘痛患者进行针刺拔罐配合艾灸的临床护理体会 [J]. 世界最新医学信息文摘，2016，16（17）：192.

[14] 李建欣. 灵台穴针刺拔罐治疗胃痛 152 例 [J]. 针灸学报，1992（6）：41.

[15] 年云娜. 针刺董氏奇穴合拔罐治疗慢性非特异性溃疡性结肠炎 86 例 [J]. 广西中医药，2004（4）：26.

[16] 米庆，于海燕. 中药加拔罐治疗难治性结肠炎 [J]. 江苏中医，2001（8）：34.

[17] 黄少君，范良，王宝爱，等. 半夏泻心汤加减配合拔罐治疗胃食管反流性咳嗽 [J]. 中国实验方剂学杂志，2013，19（2）：305 - 307.

[18] 黄淼. 颈夹脊刺络拔罐配合温针治疗神经根型颈椎病的研究 [D]. 广州：广州中医药大学，2014.

[19] 张毅敏. 大椎穴刺络拔罐治疗颈椎病 120 例临床对照研究 [J]. 四川中医，2006（7）：107 - 108.

[20] 韩斐，李秋，赵晓东. 背部腧穴排列拔罐治疗颈椎病疗效观察 [J]. 中国全科医学，2012，15（18）：2091 - 2092.

[21] 赵阳. 拔罐刺络放血治疗急性腰扭伤 [J]. 辽宁中医药大学学报，2011，13（11）：195 - 196.

[22] 邹来勇，胡俊义. 拔罐法治疗急性腰扭伤 40 例 [J]. 河南中医，2009，29（8）：802 - 803.

[23] 朱力，杨东红，谭远飞. 刺血拔罐法配合针刺治疗腰椎间盘突出症临床研究 [J]. 吉林中医药，2011，31（12）：1214 - 1215.

[24] 宋书昌，薄向红，卢智，等. 针刺夹脊穴联合刺络拔罐治疗腰椎间盘突出症的疗效观察 [J]. 针灸临床杂志，2013，29（8）：21 - 23.

[25] 朱力，杨东红，谭远飞．刺血拔罐法配合针刺治疗腰椎间盘突出症临床研究［J］．吉林中医药，2011，31（12）：1214－1215．

[26] 陈康艺．委中穴刺络拔罐对急性期腰椎间盘突出症疗效影响［D］．广州：广州中医药大学，2011．

[27] 刘立．针刺与拔罐配神灯治疗膝关节骨性关节炎（寒湿痹）的临床研究［D］．南京：南京中医药大学，2012．

[28] 樊晓晨，邓海东，史传道．刺络拔罐结合手法治疗膝关节骨性关节炎50例［J］．甘肃中医学院学报，2011，28（1）：57－58．

[29] 冯彦斌．针刺、拔罐配合灸法治疗膝关节疼痛的临床效果观察［J］．中外医学研究，2015，13（9）：37－38．

[30] 胡苗苗，庞勇，陶继恩，等．背俞穴刺络拔罐疗法对乳腺增生50例近期疗效观察［J］．中医外治杂志，2012，21（4）：38－39．

[31] 张笑兴，罗志莲，邓翀．刮痧拔罐法治疗乳腺增生的临床疗效观察［J］．广州中医药大学学报，2016，33（1）：42－45．

[32] 邓三于，常彩云，李雪莉，等．磁疗、推拿和拔罐治疗产后急性乳腺炎效果观察［J］．护理学杂志，2006（12）：52－53．

[33] 张随珠，陈郁林．中药热敷配合拔罐治疗慢性盆腔炎临床观察［J］．中医临床研究，2011，3（7）：64．

[34] 朱建红．针刺、TDP理疗结合拔罐治疗慢性盆腔炎42例［J］．针灸临床杂志，2009，25（11）：12－13．

[35] 张玉欣，王卉．刺络拔罐综合疗法治疗慢性盆腔炎100例［J］．国医论坛，1997（4）：38．

[36] 李桂敏，包飞建，马美荣，等．刺络拔罐综合疗法治疗慢性盆腔炎100例［J］．国医论坛，1990（1）：28．

[37] 詹春芳．温针灸加拔罐治疗慢性附件炎52例临床分析［J］．中国现代药物应用，2009，3（2）：59－60．

[38] 宋立中，李艳梅．温针灸加拔罐治疗慢性附件炎50例［J］．中医外治杂志，1998（1）：43．

[39] 陈永权．手法加艾灸拔罐综合疗法治疗女性子宫内膜移位引致痛经1例的探讨［J］．按摩与导引，2007（6）：45．

[40] 孟延兵，黄瑜．天王补心丹加减配合刺络拔罐治疗围绝经期综合征40例临床分析［J］．亚太传统医药，2013，9（12）：99－100．

[41] 陈利华，晋松，胡幼平．刺络拔罐法治疗痤疮的临床研究进展［J］．中医药学刊，2006（4）：688－690．

[42] 吴芳芳，祝丽华，官凤云．背俞穴刺络拔罐疗法治疗青春期肺胃热盛型痤疮的临床观察［J］．针灸临床杂志，2012，28（8）：23－25．

[43] 丁影．自血疗法结合神阙拔罐治疗慢性荨麻疹的临床研究［D］．广州：广州中医药大学，2014．

[44] 赵娜．刺络拔罐治疗慢性荨麻疹的临床研究［D］．长沙：湖南中医药大学，2013．

[45] 罗小军，尕丽娜，郭菲，等．背俞穴拔罐对慢性荨麻疹血清总 IgE 的影响及疗效观察［J］．辽宁中医杂志，2013，40（3）：542 -544.

[46] 陈翔．走罐法与闪罐法干预慢性疲劳综合征的临床对比性研究［D］．北京：北京中医药大学，2014.

[47] 徐晔．针灸拔罐治疗慢性疲劳综合征 45 例［J］．中国医药导报，2009，6（3）：62.

ICS 11.120
C 05

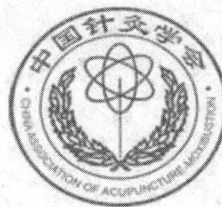

团 体 标 准

T/CAAM 0003—2019

针灸养生保健服务规范
刮　痧

Specification of acupuncture and moxibustion for health care service
Guasha

2019－11－13 发布
2019－12－31 实施

中 国 针 灸 学 会 发布

前　　言

《针灸养生保健服务规范》包括刮痧、艾灸、拔罐、贴脐等疗法的针灸养生保健服务规范。

本部分为《针灸养生保健服务规范　刮痧》。

本部分的附录 A 为资料性附录。

本部分按照 GB/T 1.1—2009 给出的规则起草。

本部分由中国针灸学会提出。

本部分由中国针灸学会标准化委员会归口。

本部分起草单位：中国中医科学院针灸研究所、陕西中医药大学、上海市针灸经络研究所、湖北中医药大学。

本部分起草人：杨金生、王莹莹、杨莉、梁凤霞、闫平慧、施茵、刘朝、吴远、张巍、闫芳。

本部分指导专家：赵宏、刘智斌。

本部分审议专家：刘保延、喻晓春、武晓冬、贾春生、麻颖、景向红、郭义、赵京生、赵吉平、王麟鹏、房繄恭、董国锋。

引　言

刮痧、拔罐、艾灸、贴脐均属于中医传统疗法。这些疗法简便易行，副作用小，疗效确切，见效较快，在养生保健和疾病治疗方面，具有独到的优势。近年来，随着人们对健康的重视，刮痧、拔罐、艾灸和贴脐等养生保健疗法越来越受到关注。但是由于养生保健服务市场在准入门槛、从业人员资质、服务技术规范等方面尚缺乏具体管理标准，因此出现了服务内容和服务标准不统一、非医疗机构经营中医治疗项目、从业人员素质参差不齐等现象，亟需给予重视和加强监管。为了更好地规范常用针灸疗法在养生保健服务领域内的操作和应用，由中国针灸学会标准化工作委员会和针灸治未病湖北省协同创新中心共同发起，组织国内四家单位，严格按照团体标准的制定方法和制定流程，制定了刮痧、拔罐、艾灸和贴脐等养生保健服务规范，以规范这些常用针灸技术在养生保健领域中的应用，为针灸临床从业人员和养生保健服务人员提供技术指导，同时也为相关医疗和服务机构的管理提供依据。

针灸养生保健服务规范 刮痧

1 范围

本标准规定了养生保健服务领域刮痧用具、刮痧技术操作方法和应用范围。

本标准适用于保健刮痧师、中医刮痧师、执业（助理）医师、护理人员以及刮痧养生保健从业者等。

2 规范性引用文件

下列文件中的条款通过本部分的引用而成为本部分的条款。凡是注日期的引用文件，其随后所有的修改单（不包括勘误的内容）或修订版均不适用于本部分，然而，鼓励根据本部分达成协议的各方研究可使用这些文件的最新版本。凡是不注日期的引用文件，其最新版本适用于本部分。

GB/T 12346 腧穴名称与定位

GB/T 21709.22 针灸技术操作规范 第22部分 刮痧

ZYYXH/T158—168—2010 中医保健技术操作规范 保健刮痧

4－04－03－05 国家职业标准 保健刮痧师

X4－04－03－05 国家职业技能标准 中医刮痧师

3 术语和定义

下列术语和定义适用于本标准。

3.1

刮痧 Scraping therapy

使用特制的器具，依据中医经络腧穴理论，在体表进行相应的刮拭，以防治疾病的方法。

3.2

刮痧板 Utensil for scraping therapy

由水牛角、砭石、陶瓷、玉石等质地坚硬的材质制成的板状器具，是刮痧的主要工具。

3.3

刮痧介质 Medium for scraping therapy

刮痧时涂抹在刮拭部位的润滑护肤增效制剂，如刮痧油、刮痧乳等。

3.4

痧象 Eruption

刮痧后皮肤出现潮红、紫红色等颜色变化，或出现粟粒状、丘疹样斑点，或片状、条索状斑块等形态变化，并伴有局部热感或轻微疼痛。

3.5

晕刮 Faint during scraping therapy

刮痧过程中或刮痧后受术者出现头晕、目眩、心慌、出冷汗、面色苍白、恶心欲吐，甚至神昏仆倒等现象。

3.6

逆刮法 Method of scraping against conventional direction

与常规的刮拭方向相反，从远心端开始向近心端刮拭的方法。

4 刮痧用具

4.1 刮痧板

4.1.1 按材质分

a）水牛角刮痧板：用天然水牛角加工制成。

b）砭石刮痧板：用特殊的砭石加工制成。

c）陶瓷刮痧板：用陶瓷材料烧制而成。

d）玉石刮痧板：用玉石材料加工而成，宜用于面部刮痧。

4.1.2 按形状分

a）椭圆形刮痧板：呈椭圆形或月圆形，边缘光滑，宜用于人体脊柱双侧、腹部和四肢肌肉较丰满部位的刮痧板。

b）方形刮痧板：一侧薄而外凸为弧形，对侧厚而内凹为直线形，呈方形，宜用于人体躯干、四肢部位的刮痧板。

c）缺口形刮痧板：边缘设置有缺口，以扩大接触面积，减轻疼痛，宜用于手指、足趾、脊柱部位的刮痧板。

d）三角形刮痧板：呈三角形，棱角处便于点穴，宜用于胸背部肋间隙、四肢末端部位的刮痧板。

e）梳形刮痧板：呈梳子状，可以保护头发，宜用于头部的刮痧板。

4.2 刮痧介质

4.2.1 刮痧油

中草药与医用油精炼而成的油剂，宜用于成人刮痧，或刮痧面积大者，或皮肤干燥者。

4.2.2 刮痧乳

天然植物合成的乳剂，宜用于儿童刮痧，或面部刮痧，或拔罐进行走罐时。

5 施术操作规范

5.1 施术前准备

5.1.1 部位准备

刮痧时选取适当的刮痧部位，以经脉循行和病变部位为主，常刮部位有头、颈、肩、背、腰及四肢等。施术部位应尽量暴露，便于操作。

5.1.2 体位准备

5.1.2.1 坐位

受术者侧身坐于椅上，一只手扶于椅背上；或双腿分开，面向椅背坐于椅上，双手扶于椅背上；或坐于方凳、圆凳上，双手扶于桌边或床边，暴露头、颈、肩、上肢和背部。宜用于头面部、颈项部、肩部、背部和上肢部位的刮痧。头痛、感冒、颈痛、肩痛等病症刮痧保健时多选择此种体位。

5.1.2.2 仰靠坐位

受术者坐于椅上，背部靠于椅背，暴露颈项前部及胸前部位。宜用于面部、颈前、胸部、肩部和上肢部位的刮痧。咽部不适、呼吸道症状、肩痛等病症局部刮痧、全身刮痧以及面部美容时多选择此种体位。

5.1.2.3 扶持站位

受术者前倾稍弯腰站于床、桌或椅前，双手扶床边、桌边或椅背，使背部、下肢部暴露。宜用于背部、腰部、臀部和下肢部位的刮痧。背痛、腰痛、腿痛及下肢不适等病症刮痧治疗时多选择此种体位。

5.1.2.4 仰卧位

受术者面朝上，仰卧于床上，暴露面、胸、腹及上肢内侧。宜用于面部、胸部、腹部和上肢内侧部位的刮痧，尤其适用于老年人、妇女和全身刮痧者。腹泻、腹痛、肥胖等病症刮痧、全身刮痧、面部美容以及心肺不适受术者的胸部刮痧时多选择此种体位。

5.1.2.5 俯卧位

受术者面部朝下，俯卧于床上，暴露头、颈、背、臀及下肢后侧。宜用于头后部，颈部，肩上，背腰，臀部，下肢内、外、后侧的刮痧。颈痛、肩痛、背痛、腰痛、疲劳、腿痛、失眠等病症局部刮痧、全身刮痧以及背部刮痧配合拔罐、走罐时多选择此种体位。

5.1.2.6 侧卧位

受术者侧身卧于床上，暴露侧半身及身体前后侧。宜用于肩部、臀部和下肢外侧的刮痧。肩周疼痛、髋部疼痛以及下肢一侧骨关节疼痛刮痧治疗时多选择此种体位。

5.1.3 环境准备

刮痧室内应保持整洁卫生，温度适中，以受术者感觉舒适为宜，并能够保护受术者隐私。

5.1.4 消毒

5.1.4.1 刮痧板消毒

刮痧板使用后应及时消毒，不同材质的刮痧板应用不同的消毒方法，其中：

a）水牛角刮痧板宜用1:1000的苯扎溴铵或75%医用乙醇或0.5%的碘伏进行擦拭消毒；

b）砭石、陶瓷、玉石刮痧板除可按a）擦拭消毒外，还可高温、高压或煮沸消毒。

5.1.4.2 部位消毒

刮痧部位应用热毛巾，或一次性湿纸巾，或75%乙醇棉球进行清洁或消毒（头部除外）。

5.1.4.3 施术者消毒

施术者双手应用肥皂水或洗手消毒液清洗干净，或用75%乙醇棉球擦拭。

5.2 施术方法

5.2.1 刮痧基本方法

5.2.1.1 握板方法

根据所选刮痧板的形状和大小，使用便于操作的握板方法。一般为单手握板，将刮痧板放置掌心，由拇指和食指、中指夹住刮痧板，无名指和小指紧贴刮痧板边角，从刮痧板的两侧和底部三个角度固定刮痧板。刮痧时利用指力和腕力调整刮痧板角度，使刮痧板与皮肤之间夹角约45°，以肘关节为轴心，前臂做有规律的移动。

5.2.1.2 涂抹介质

取适量刮痧介质，敷于消毒后的拟刮拭部位，用刮痧板涂抹均匀。

5.2.1.3 刮痧次序

选择刮痧部位顺序的总原则为先头面后手足，先背腰后胸腹，先上肢后下肢，逐步按顺序刮痧。全身刮痧者，顺序为头、颈、肩、背腰、上肢、胸腹及下肢；局部刮痧者，如颈部刮痧顺序为头、颈、肩、上肢；肩部刮痧顺序为头、颈、肩上、肩前、肩后、上肢；背腰部刮痧顺序为背腰部正中、脊柱两侧、双下肢。

5.2.1.4 刮痧方向

总原则为由上向下、由内向外，单方向刮拭，尽可能拉长距离。头部一般采用梳头法，由前向后，或采用散射法，由头顶中心向四周；面部一般由正中向两侧，下颌向外上刮拭；颈肩背腰部正中、两侧由上往下，肩上由内向外，肩前、肩外、肩后由上向下；胸部正中应由上向下，肋间则应由内向外；腹部应由上向下，逐步由内向外扩展；四肢宜向末梢方向刮拭。

5.2.1.5 刮痧补泻

刮痧的补泻方法为临床常用的综合手法，可分为：

——刮痧补法：刮痧时，刮痧板按压的力度小，刮拭速度慢，刮拭时间相对较长。宜用于体弱多病、久病虚弱的虚证受术者，或对疼痛敏感者等。

——刮痧泻法：刮痧时，刮痧板按压的力度大，刮拭速度快，刮拭时间相对较短。宜用于身体强壮、疾病初期的实证受术者以及骨关节疼痛受术者。

——刮痧平补平泻法：介于刮痧补法和刮痧泻法之间。刮痧时，刮痧板按压的力度和移动速度适中，时间因人而异。宜用于虚实夹杂体质的受术者，尤其适宜于亚健康人群或健康人群的保健刮痧。

5.2.1.6 刮痧时间

刮痧的时间包括每次治疗时间、刮痧间隔和疗程：

——每个部位一般刮拭20～30次，通常一名受术者选3～5个部位；局部刮痧一般10～20分钟，全身刮痧宜20～30分钟；

——两次刮痧之间宜间隔3～6日，或以皮肤上痧退、手压皮肤无痛感为宜，若刮痧部位的痧斑未退，不宜在原部位进行刮拭；

——急性病以痊愈为止，一般慢性病以7～10次为一疗程。

5.2.1.7 刮痧程度

刮痧的程度包括刮拭的力量强度和出痧程度：

——刮痧时用力要均匀，由轻到重，先轻刮6～10次，然后力量逐渐加重，尤其是经过穴位部位，以受术者能够耐受为度，刮拭6～10次，再逐渐减力，轻刮6～10次。每个部位刮拭20～30次，使受术者局部放松，有舒适的感觉为宜；

——一般刮至皮肤出现潮红、紫红色等颜色变化，或出现粟粒状、丘疹样斑点，或片状、条索状斑块等形态变化，并伴有局部热感或轻微疼痛。对一些不易出痧或出痧较少的受术者，不可强求出痧。

5.2.2 刮痧手法

5.2.2.1 直线刮法

又称直板刮法。用刮痧板在体表进行有一定长度的直线刮拭。此法宜用于身体比较平坦的部位，如背部、胸腹部、四肢部。

5.2.2.2 弧线刮法

刮拭方向呈弧线形，刮拭后体表出现弧线形的痧痕，操作时刮痧方向多循肌肉走行或骨骼结构特点而定。此法宜用于胸背部肋间隙、肩关节和膝关节周围等部位。

5.2.2.3 摩擦法

将刮痧板与皮肤直接紧贴，或隔单层布料衣物进行有规律的旋转移动，使皮肤产生热感。此法宜用于麻木、发凉或绵绵隐痛的部位，如肩胛内侧、腰部和腹部；也可用于刮痧前，使受术者放松。

5.2.2.4 梳刮法

使用刮痧板或刮痧梳从前额发际处及双侧太阳穴处向后发际处做有规律的单方向刮拭，刮痧板或刮痧梳与头皮成45°角，动作宜轻柔和缓，如梳头状。此法宜用于头痛、头晕、疲劳、失眠和精神紧张等病症。

5.2.2.5 点压法

又称点穴手法。用刮痧板的边角直接点压体表经络穴位处，力量逐渐加重，以受术者能承受为度，保持数秒后快速抬起，重复操作5～10次。此法宜用于肌肉丰满处的穴位，或刮痧力量不能深达，或不宜直接刮拭的骨骼关节凹陷部位，如环跳、委中、犊鼻、水沟和棘突之间等。

5.2.2.6 按揉法

刮痧板在体表经络穴位处点下后做往返来回或环形旋转。操作时刮痧板应紧贴皮肤而不移动，每分钟按揉30～60次。此法宜用于太阳、曲池、足三里、内关、太冲、涌泉、三阴交等穴位。

5.2.2.7 角刮法

使用角形刮痧板或使刮痧板的棱角接触皮肤，与体表成45°角，自上而下或由里向外刮拭。此法宜用于四肢关节、脊柱双侧经筋部位、骨突周围、肩部穴位，如风池、内关、合谷等。

5.2.2.8 边刮法

将刮痧板的长条棱边，与体表接触成45°角进行刮拭。此法宜用于对大面积部位的刮拭，如腹部、背部和下肢等。

5.2.2.9 弹拨法

用刮痧板的角着力于肌肉肌腱附着处或特定的穴位处，点按后迅速做弹拨动作。每个部位宜弹拨3~5次。此法宜用于缓解骨关节、韧带等处的疼痛。

5.2.2.10 颤刮法

用刮痧板的边角与体表接触，向下按压，并做快速有节奏的颤动，频率在100次/分以上；或在颤动时逐渐移动刮痧板。此法宜用于痉挛性疼痛的病症，如胁痛、胃痛、小腹痛和小腿抽筋等。

5.3 刮痧后处理

刮痧后应用干净纸巾、毛巾或消毒棉球将刮拭部位的刮痧介质擦拭干净。刮痧过程中产生的酸、麻、胀、痛、沉重等感觉，均属正常反应。刮痧后皮肤出现潮红、紫红色等颜色变化，或出现粟粒状、丘疹样斑点，或片状、条索状斑块等形态变化，并伴有局部热感或轻微疼痛，都是刮痧的正常反应，数天后即可自行消失，一般不需进行特殊处理。刮痧结束后，最好饮一杯温开水，休息15~20分钟。

若出现晕刮现象，应立即停止刮痧，使受术者呈头低脚高平卧位，饮用一杯温开水或温糖水，并注意保温，或用刮痧板点按受术者百会、人中、内关、足三里、涌泉穴。

5.4 注意事项

a）对于不易出痧，或出痧较少者，不宜强求出痧。

b）刮痧时应注意室内保暖，尤其是在冬季应避免感受风寒；夏季刮痧时，应避免风扇、空调直吹刮拭部位。

c）刮痧后不宜即刻食用生冷食物，出痧后0.5小时以内不宜洗澡。

d）刮拭力度由轻到重，以使受术者逐渐适应。年迈体弱、儿童、对疼痛较敏感者宜用轻刮法刮拭。

e）下肢静脉曲张或下肢肿胀者，宜采用逆刮法，由下向上刮拭。

5.5 禁忌

a）严重心脑血管疾病、肝肾功能不全等疾病出现浮肿者。

b）有出血倾向的疾病，如严重贫血、血小板减少性紫癜、白血病、血友病等。

c）感染性疾病，如急性骨髓炎、结核性关节炎、传染性皮肤病、皮肤疖肿包块等。

d）急性扭挫伤、皮肤出现肿胀破溃者。

e）刮痧不配合者，如醉酒、精神分裂症、抽搐等。

f）特殊部位，如眼睛、口唇、舌体、耳孔、鼻孔、乳头、肚脐、前后二阴以及大血管显现处等部位，孕妇的腹部、腰骶部。

5.6 刮痧服务流程图

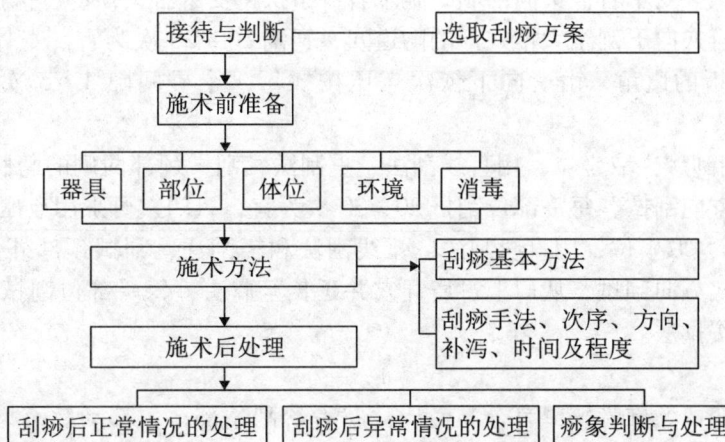

附录 A

（资料性附录）

推荐方案

A.1 头部调理

A.1.1 适用范围

主要适用于头痛、头晕等，或经诊断为偏头痛、紧张性头痛、外伤后头痛、三叉神经痛、某些感染性疾病及五官科疾病引起的头痛等。

A.1.2 操作方法

a）头部两侧刮痧：取坐位，刮拭头部两侧胆经循行区域，从头前侧太阳穴附近向风池穴方向刮拭。施术时，施术者一手扶持受术者头部右侧，保持头部相对稳定，另一手握持刮痧板刮拭头部左侧，先轻刮，然后力量逐渐加重，以受术者能够耐受为度，最后再逐渐减力轻刮。同样操作刮拭头右侧。每侧刮 10～20 次，以使受术者头部放松，有舒适的感觉为宜。

b）头顶部向前刮痧：取坐位，刮拭头顶部督脉、膀胱经循行区域，从督脉百会穴一带依次向前额方向刮拭。施术时，施术者一手拇食指呈八字扶持受术者前额，保持头部相对稳定，另一手握刮痧板，首先刮拭头顶部正中，从百会穴向前额方向刮拭，然后刮拭头顶部双侧，各刮 10～20 次为宜。

c）头顶部向后刮痧：取坐位，刮拭头后部督脉、膀胱经循行区域。施术者一手扶持受术者头顶前部，保持头部相对稳定，另一手握持刮痧板，首先刮拭头后部正中，从百会穴向风府穴方向刮拭，然后刮拭头后部双侧，从头顶部向风池穴方向刮拭，各刮 10～20 次为宜。

A.1.3 注意事项

头部刮痧不用涂抹刮痧介质；头部刮痧不强求出痧；头部皮肤有疖肿部位应避开；失眠者头部刮痧，时间应该尽量避开晚上，手法宜轻。

A.2 颈部调理

A.2.1 适用范围

主要适用于颈部不适者，如颈肩关节疼痛、局部肌肉僵紧等，或经诊断为颈椎病者。

A.2.2 刮痧方法

a）颈部正中刮痧：取坐位，用直线刮法，刮拭颈部正中的督脉循行区域，从颈上的风府穴向大椎穴、陶道穴方向刮拭。受术者低头向前倾，施术者一手扶持受术者头顶部，保持头部相对稳定，另一手握持刮痧板从风府穴向下刮至大椎穴下的陶道穴，轻刮 10～20 次为宜。身体消瘦、颈椎棘突明显突出者，宜用刮痧板的边角，由上向下依次点压按揉每一个椎间隙 3～5 次，以局部有酸胀感为宜。

b）颈部脊柱两侧刮痧：取坐位，用直线刮法、重刮法，刮拭颈部两侧的膀胱经循行区域，从膀胱经天柱穴向风门穴方向刮拭，每一部位刮拭 20～30 次为宜。风门穴可采用点压法、按揉法。

c）颈部外侧刮痧：取坐位，用直线刮法、弧线刮法和轻刮法，刮拭颈部外侧的胆经循行区域，从胆经风池穴向肩井穴方向刮拭，从肩上过肩井穴并延长至肩头，每一部位刮拭 20～30 次为宜。肩井穴可采用点压法、按揉法。

A.2.3 注意事项

椎管内肿瘤等病变、颈椎管狭窄有脊髓受压症状者禁刮颈部；颈部动脉有斑块者，应禁刮颈部外侧。

A.3 肩部调理

A.3.1 适用范围

主要适用于肩部不适者，如肩关节疼痛、局部肌肉僵紧、上肢麻木等，或经诊断为肩周炎者。

A.3.2 刮痧方法

a）肩上部刮痧：取坐位，用弧线刮法，从后发际两侧凹陷处的风池穴向肩井穴、肩髃穴方向刮拭，每侧刮拭 20～30 次为宜。风池穴、肩井穴可采用点压法、按揉法。

b）肩胛内侧刮痧：取坐位，用直线刮法、重刮法，从后发际天柱穴向大杼穴、膈俞穴方向刮拭，每侧从颈上一直刮至肩胛内侧膈俞穴以下，每侧刮拭 20～30 次为宜。

c）肩后部刮痧：取坐位，先用直线轻刮法由内向外刮拭肩胛冈上下，然后用弧线刮法刮拭肩关节后缘的腋后线，每一部位刮拭 20～30 次为宜。

d）肩前部刮痧：取坐位，采用弧线刮法刮拭腋前线，每侧从上向下刮拭 20～30 次为宜。

e）肩外侧刮痧：取坐位，术者一手握住患者前臂手腕处，使上肢外展45°，刮拭肩关节外侧的三角肌正中及两侧缘，用重刮法、直线刮法刮拭，每侧刮拭 10～20 次为宜。

A.3.3 注意事项

肩部关节水肿者禁刮。

A.4 腰腿部调理

A.4.1 适用范围

主要适用于腰腿痛、下肢麻木、下肢窜痛等情况，或经诊断为腰椎间盘病变、腰肌劳损、腰椎小关节紊乱、坐骨神经痛等。

A.4.2 刮痧方法

a）刮腰部正中：取扶持站位或俯卧位，用轻手法，从督脉脊中穴向尾骨端方向刮拭，刮 10～20 次。若腰部肌肉较薄，腰椎凸起明显者，可用刮痧板自上而下点压按揉每个椎间隙 3～5 次，以局部有酸胀感为宜。

b）刮腰部两侧：取扶持站位或俯卧位，用直线刮法，从上向下刮拭背腰部膀胱经第一、第二侧线之间的区域，每侧刮拭 20～30 次为宜。

c）刮下肢后侧：取扶持站位或俯卧位，从膀胱经承扶穴向承山穴方向刮拭。可以委中穴为界分两段刮拭，先刮拭承扶穴至委中穴，然后刮拭委中穴至承山穴，每段刮 20～30 次。

d）刮下肢外侧：取扶持站位或侧卧位，沿胆经循行线环跳穴向悬钟穴方向刮拭。可以膝关节为界分两段刮拭，先刮拭环跳穴至膝阳关穴，然后从阳陵泉穴刮至悬钟穴，每段刮 20～30 次。点压、按揉环跳穴，或以刮痧板的角向四周弹拨。

A.4.3 注意事项

急性腰扭伤者禁止刮痧；老年人伴有骨质疏松者，手法宜轻。

A.5 膝关节调理

A.5.1 适用范围

主要适用于膝关节疼痛、膝关节活动不利者。

A.5.2 刮痧方法

a）刮膝眼：取仰卧位，屈膝，用点压法、按揉法和弹拨法，刮拭双膝眼。先点压按揉双膝眼，以这两点为中心，朝上下左右四个方向弹拨，每个方向点按 3～5 次；或者由里向外弹拨，宜先点按深陷，然后向外拨出 3～5 次。

b）刮内上侧血海：取仰卧位，用重刮法，向上向下刮拭血海穴区。

c）刮外下侧足三里：取仰卧位，屈膝，用重刮法，向上向下刮拭足三里穴区。

d）刮膝关节内侧：取仰卧位，屈膝，用弧线刮法，分别刮拭膝关节内侧面的脾经、肝经、肾经循行区域。亦可增大刮痧板的接触面，沿着膝关节内侧弧度刮拭。

　　e）刮膝关节外侧：取仰卧位，屈膝，用弧线刮法，刮拭膝关节外侧的胆经循行区域，从膝阳关穴向阳陵泉穴方向刮拭。亦可增大刮痧板的接触面，沿着膝关节外侧弧度刮拭。

　　f）刮膝关节后面：取俯卧位，用直线刮法，从膀胱经殷门穴向合阳穴方向刮拭。腘窝后部，尤其是委中穴周围，可用刮痧板拍打。

　　以上每一部位刮 10～20 次，整个膝关节部位刮痧以 15 分钟为宜。

A.5.3　注意事项

　　因膝关节周围肌肉较少，力度应由轻到重，遇骨性标志较为明显处不可强力重刮。

A.6　面部调理

A.6.1　适用范围

　　面部调理主要针对损美性情况的美容问题。主要适用于面部肤色暗沉，或经诊断为黄褐斑、妊娠斑、蝴蝶斑、老年斑、雀斑等。

A.6.2　刮痧方法

　　a）刮额区：取仰卧位，双手持板，双板汇合在"面中线"，板与皮肤形成 5°～15°夹角，由内往外刮拭，轻手法刮拭，可点压、按揉神庭、头维、印堂、阳白等穴位。

　　b）刮眶上、下区：取仰卧位，双手持板，使板前 1/3 端面汇合于鼻根处，与皮肤形成 5°～15°夹角，沿眶上区由内往外刮拭。再依上法对眶下区刮拭，眼睑处要轻，滑过眼睑后力度可加重，刮至耳前发际处可稍加压停顿片刻。

　　c）刮颧上、下区：取仰卧位，双手持板，从鼻翼开始向左右两侧分刮，沿眶骨下缘至耳前。再依上法从鼻翼下迎香穴刮至耳垂前，到耳前均需停顿加压。

　　d）刮下颌区：取仰卧位，双手持板，将双板汇合于"面中线"下端，压住颌下皮肤，板与皮肤形成 5°～15°夹角，沿下颌骨边缘向耳垂方向刮拭，到耳前稍停顿加压。

A.6.3　注意事项

　　面部刮痧需双手配合，防止牵拉引起皮肤下垂；力量适中而平稳，动作连贯而流利，不要牵拉皮肤，每个方向刮拭 10～20 次为宜；刮眶上下区时注意闭眼，刮板不要挤压眼球；面部刮痧不强求出痧。

A.7　脾胃调理

A.7.1　适用范围

　　主要适用于脾胃不适人群，诸如胃痛、胃胀、呕吐、嗳气、反酸、食欲不振等患者，或诊断为急慢性胃炎、胃食管反流病、消化不良等疾病者。

A.7.2　刮痧方法

　　a）刮背部：取坐位或俯卧位，用直线刮法，刮拭中背部膀胱经第一、二侧线的区域，每侧刮 20～30次。重点刮拭脾俞、胃俞等穴位，亦可点压按揉每穴 3～5 次。

　　b）刮腹部：取仰卧位，先用手按揉腹部，使受术者消除紧张情绪，也可用刮痧板的面摩擦刮拭腹部皮肤，摩擦至局部有热感即可；其次，刮拭腹部任脉循行区域，从剑突向关元穴方向刮拭，可以肚脐为界分两段刮拭，每段刮 20～30 次，重点刮拭中脘穴、关元穴；然后刮拭腹部胃经循行区域，每侧刮 20～30 次，重点刮拭天枢穴，亦可点压按揉。

　　c）刮下肢：取坐位或仰卧位，用短距离直线刮法，刮拭下肢胃经足三里、丰隆穴区和胆经阳陵泉穴区，每穴刮拭范围在 5cm 左右，各刮拭 20～30 次。

A.7.3　注意事项

　　肚脐禁刮，应把握操作时间，避免在过饱过饥状态下进行刮痧。

A.8 肠部调理

A.8.1 适用范围

主要适用于肠道不适人群，诸如腹痛、腹胀、腹泻或便秘者，或诊断为肠易激综合征、消化性溃疡、急慢性结肠炎、肠功能紊乱等患者。

A.8.2 刮痧方法

a）刮腰骶部：取站位或俯卧位，用直线刮法，从膀胱经小肠俞向八髎穴方向刮拭。由于此部位肌肉较少，刮拭力度宜轻柔，不可刮破皮肤，尤其是瘦人或老年人更应该注意，必要时可改用点压、按揉法，刮 10～20 次，刮至皮肤潮红略有痧点即可。

b）刮腹部：取仰卧位，首先用手顺时针摩擦或按揉脐周 5～10 圈，消除受术者紧张情绪，使其放松腹部；然后用边刮法、重刮法，沿任脉循行线从脐下向会阴部方向刮拭，并由内向外依次刮拭同节段胃经和脾经循行区域，每部位刮 20～30 次为宜。

c）刮下肢：取仰卧位，用直线刮法，刮拭小腿部胃经和脾经循行区域，足三里穴、三阴交穴进行点压、按揉，每部位刮 20～30 次为宜。

A.8.3 注意事项

应把握操作时间，避免在过饱过饥状态下进行刮痧。

A.9 疲劳调理

A.9.1 适用范围

主要适用于在躯体及精神方面均自感疲劳的人群，诸如体力减退、无力、工作效率下降、对某类活动的厌恶感，即感觉劳倦、疲倦、乏力、倦怠、困倦、懈怠等。

A.9.2 刮痧方法

a）刮头项部：取坐位。用轻手法以百会穴为起点分别向四神聪方向刮拭，每一方向刮 10～20 次；也可像梳头一样用梳刮法以百会穴为中心向四周放射刮拭。用直线刮法，从颈部督脉风府穴向身柱穴方向刮拭，刮 10～20 次，重点刮拭大椎穴；身体消瘦、颈椎骨突明显者，可用刮痧板的边角，由上向下依次点压按揉每一个椎间隙 3～5 次，局部有酸胀感即可。用弧线刮法，从胆经风池穴向肩井穴方向刮拭，每侧刮 20～30 次为宜。点压法、按揉法刮拭百会穴、太阳穴、天柱穴，每个穴位 1～3 分钟为宜。

b）刮背部：取俯卧位，用直线刮法，刮拭背部膀胱经第一、二侧线循行区域，重点刮拭心俞、脾俞、胃俞、肾俞，每侧刮 20～30 次为宜。

c）刮四肢：取仰卧位。用直线刮法，刮拭前臂大肠经循行区域，重点刮拭合谷穴、曲池穴、手三里穴，亦可用点压法、按揉法。用直线刮法，刮拭心包经内关穴区。用直线刮法，刮拭胃经足三里穴区、脾经血海穴区、三阴交穴区，每一部位刮 20～30 次为宜。

A.9.3 注意事项

避免使用重手法。整体刮痧时间不宜过长。

A.10 睡眠调理

A.10.1 适用范围

主要适用于自感睡眠欠佳或睡眠困难人群，诸如入睡困难、睡眠不深、多梦、醒后不易再睡、醒后仍感疲乏、白天过多瞌睡、睡眠节律紊乱等。

A.10.2 刮痧方法

a）刮头颈部：取坐位。用弧线刮法，刮拭头部两侧胆经循行区域，从太阳穴绕耳上向风池穴方向刮拭。施术时，施术者一手扶持受术者头部右侧，保持头部相对稳定，另一手握持刮痧板刮拭头部左侧，先轻刮，然后力量逐渐加重，以能够耐受为度，最后再逐渐减力轻刮，再以同样方法刮拭右侧，每侧刮 10～20 次为宜。以督脉百会穴为起点，分别向前、后发际各刮 10～20 次。点压、按揉风池穴、四神聪穴、安眠穴区域，亦可短距离直线刮拭，每一穴区刮 10～20 次为宜。

b）刮背部：取坐位或俯卧位，用直线刮法，刮拭背部膀胱经第一、二侧线循行区域，每侧刮 20～30 次为宜。重点刮拭心俞、脾俞、肾俞，亦可每穴点压、按揉 3～5 秒。

c）刮四肢：取坐位或仰卧位，用直线刮法，从心经少海穴向神门穴方向刮拭，重点刮拭神门穴；然后沿脾经循行线血海穴向三阴交穴方向刮拭，每侧刮 10～20 次，重点刮拭三阴交穴。

A.10.3 注意事项

失眠者刮痧时间应该尽量避开晚上，尤其头部刮痧手法宜轻，刺激量不宜大。

A.11 月经调理

A.11.1 适用范围

主要适用于月经不调，包括月经期、量、质、色的异常及伴随月经周期出现明显不适症状的情况，诸如月经提前或延后、月经先后不定期、月经量过多或过少、月经延长、月经颜色异常、经行腹痛、经行头痛、经行乳房胀痛、经行眩晕、经行泄泻、经行感冒及经行身痛等；或经明确诊断为功能失调性子宫出血、痛经、闭经、经前期紧张综合征、子宫肌瘤、子宫腺肌症、卵巢早衰、围绝经期综合征、子宫内膜异位症、多囊卵巢综合征等。

A.11.2 刮痧方法

a）刮背部：取俯卧位，用直线刮法，从膀胱经膈俞穴向八髎穴方向刮拭，每侧刮 20～30 次，重点刮拭肾俞、次髎穴区。亦可以肾俞穴为界将背部分两段进行刮痧。

b）刮小腹部：取仰卧位，首先用刮痧板或手按揉腹部，消除紧张情绪；用角刮法，沿任脉循行线从脐下向曲骨穴方向刮拭，重点刮拭气海穴、关元穴，可进行颤刮法 1 分钟左右；用角刮法，由上往下刮拭子宫穴区，每部位刮 20～30 次为宜。

c）刮下肢：取仰卧位，用直线刮法，从胃经足三里穴向丰隆穴方向刮拭，每侧刮 20～30 次，重点刮拭足三里穴区；然后沿脾经循行区域刮拭，以膝关节为界，分上下两段刮拭，每侧刮 10～20 次为宜。

A.11.3 注意事项

月经量多的妇女月经期腹部禁刮；痛经的受术者可配合艾灸以加强作用。

A.12 围绝经期调理

A.12.1 适用范围

主要适用于绝经前后的女性，因其体内激素水平变动而出现的一系列内分泌失调及自主神经功能紊乱证候，诸如经行紊乱、面部潮红、腰背酸痛，手足心热、易汗、胸闷、烦躁易怒、精神疲倦、头晕耳鸣、心悸失眠、尿频、尿急、食欲不振等，甚至情志异常等；或经诊断为更年期综合征、卵巢功能衰退者等。

A.12.2 刮痧方法

a）刮背部：取俯卧位或坐位，用直线刮法，从督脉大椎穴向腰骶处方向刮拭，可分段刮拭，身体消瘦、棘突明显突出者，宜用刮痧板的边角，由上向下依次点压按揉每一个椎间隙 3～5 次，以局部有酸胀感为宜；然后从膀胱经厥阴俞向肾俞穴方向刮拭，每部位刮 20～30 次，刮至局部微热即可，重点刮拭脾俞穴、肾俞穴。

b）刮下腹部：取仰卧位，用直线刮法，沿任脉循行线从脐下向关元穴方向刮拭，然后刮拭同节段肾经循行区域，每侧刮 20～30 次为宜。

c）刮下肢部：取仰卧位，用直线刮法，刮拭脾经血海穴、三阴交穴以及肝经太冲穴和肾经太溪穴，每一部位刮 20～30 次为宜。亦可点压按揉。

A.12.3 注意事项

因围绝经期引起的不适症状遍布全身，进行刮痧调理时应详细询问症状的变化，出现新的症状变化或未明确诊断者可建议受术者前往正规医院予以检查。

A.13 小儿积食

A.13.1 适用范围

主要适用于因积食出现不适或日常消化不良的幼儿。

A.13.2 刮痧方法

a）刮背部：取坐位或俯卧位，用直线刮法，从膀胱经大杼穴向大肠俞穴方向刮拭，重点刮拭脾俞、胃俞穴。

b）刮腹部：取坐位或仰卧位，用直线刮法，从任脉上脘穴向下脘穴方向、胃经梁门穴向天枢穴方向刮拭，点压按揉中脘穴、天枢穴，每穴3~5秒为宜。

c）刮下肢：取坐位或仰卧位，用直线刮法，刮拭小腿部胃经循行区域，点压按揉足三里穴3~5秒。

A.13.3 注意事项

因小儿皮肤稚嫩，刮拭手法应轻，每部位刮至皮肤潮红，透出痧点即可，不可大面积出痧。

A.14 痤疮

A.14.1 适用范围

主要适用于经诊断为痤疮者。

A.14.2 刮痧方法

a）刮背部：取坐位或俯卧位，用直线刮法，从督脉大椎穴向命门穴方向刮拭；再用边刮法，从膀胱经肺俞穴向小肠俞穴方向刮拭，每侧刮20~30次。

b）刮上肢外侧：取坐位或仰卧位，用直线刮法，由上往下刮拭大肠经曲池穴区，每侧刮20~30次。

c）刮下肢外侧：取坐位或仰卧位，用直线刮法，沿胃经循行线从足三里穴向外踝方向刮拭，每侧刮20~30次；点压按揉内庭穴，每侧3~5秒。

d）刮下肢内侧：取坐位或仰卧位，用直线刮法，从脾经阴陵泉穴向三阴交穴方向刮拭，每侧刮10~20次为宜。

A.14.3 注意事项

刮痧时应避开痤疮处，尤其是面部三角区域，防止感染。

A.15 感冒

A.15.1 适用范围

主要适用于诊断为感冒者，或易于伤风感冒者的日常保健。

A.15.2 刮痧方法

a）刮头部：取坐位，用弧线刮法刮拭头部两侧的胆经循行区域，从太阳穴绕耳上向耳垂后发际线方向刮拭，每侧刮10~20次为宜；然后以百会穴为中心分别向前发际、后发际方向刮拭，每部位各刮10~20次；点压按揉太阳穴、风池穴，各3~5秒。

b）刮颈部：取坐位，用直线刮法，从督脉风府穴向大椎穴方向刮拭，若肌肉比较薄弱，颈椎棘突凸起比较明显，亦可用刮刮痧板自上而下点压按揉每个椎间隙3~5次；其次刮拭颈部膀胱经循行区域，从天柱玉枕穴向风门穴方向刮拭，每侧刮20~30次为宜。

c）刮背部：取坐位或俯卧位，用直线刮法或角刮法，刮拭上背部膀胱经第一、二侧线循行区域，每侧刮拭20~30次为宜。重点刮拭肺俞穴，亦可点压按揉3~5秒。

d）刮上肢：取坐位或仰卧位，用直线刮法，由上往下刮拭大肠经曲池穴、肺经尺泽穴区，每部位刮10~20次为宜。

A.15.3 注意事项

颈部正中刮拭时手法宜轻，下压的力量宜小，移动速度宜慢，颈部两侧刮拭则可略加力。感冒刮痧调理应注意操作室的温度,避免造成受术者二次感冒或感冒加重。

A.16 咳嗽

A.16.1 适用范围

主要适用于诊断为咳嗽者。

A.16.2 刮痧方法

a) 刮颈背部:取坐位或俯卧位,用直线刮法,刮拭颈背部膀胱经循行区域,每侧刮 20～30 次,重点刮拭肺俞穴,亦可用点压法、按揉法;然后刮拭经外奇穴定喘穴区,亦可点压按揉 3～5 秒。

b) 刮胸部:取仰卧位,用直线刮法,首先沿任脉循行线天突穴向膻中穴方向刮拭,10～20 次为宜,重点刮拭膻中穴,亦可点压按揉;然后刮拭胸部两侧肋间隙区域,沿着肋间隙的弧度由内向外刮拭,从上往下依次刮拭每一肋间隙,各刮拭 10～20 次为宜。乳头部位禁刮。

c) 刮上肢:取坐位或仰卧位,用直线刮法,从肺经尺泽穴向太渊穴方向刮拭,每侧刮 10～20 次为宜。重点刮拭尺泽穴,亦可点压、按揉各 3～5 次。

A.16.3 注意事项

咳嗽刮痧调理时应注意刮痧力度,避免在胸部用力过大,尤其是天突穴,避免强刺激诱发咳嗽。同时,若操作时咳嗽发作,暂停操作,不可强行刮拭。

A.17 中暑

A.17.1 适用范围

主要适用于因高温而致的头晕、眼花、恶心、呕吐、胸闷、乏力、发热等。

A.17.2 刮痧方法

a) 刮颈背部:取坐位或俯卧位,用直线刮法,刮拭颈背部督脉及膀胱经循行区域,手法宜由轻到重,刮拭面积要大,并尽可能拉长。

b) 刮膻中穴:取坐位或仰卧位,用角刮法或直线刮法,轻刮膻中穴 10～20 次,刮拭长度在 5cm 左右即可。

c) 刮上肢:取坐位或仰卧位,用直线刮法,刮拭大肠经和心包经循行区域,每区域刮拭 10～20 次。重点刮拭曲池穴、曲泽穴,亦可点压按揉 3～5 秒。

d) 刮下肢:取仰卧位,用直线刮法或角刮法,刮拭膀胱经委中穴区,每侧刮 20～30 次,亦可加用刮痧板的平面拍打腘窝处。

如果晕厥,可用刮痧板点按或以手代板点压水沟、中冲、涌泉、足三里等穴位。

A.17.3 注意事项

中暑刮痧调理应注意刮痧操作室的温度、通风情况,尽量让受术者保持安静平卧休息,告知其避免高温出行或劳作,多饮水,清淡饮食,加强营养。

A.18 落枕

A.18.1 适用范围

主要适用于突发或多次颈部活动不适者,或经诊断为落枕及颈椎病者。

A.18.2 刮痧方法

刮颈部:取坐位,用直线刮法和弧线刮法,从督脉风府穴向身柱穴方向刮拭,刮 20～30 次为宜;然后从胆经风池穴向肩峰端方向刮拭,每侧 20～30 次为宜。重点刮拭风池穴、肩井穴、天宗穴,亦可点压按揉每穴 3～5 秒。

A.18.3 注意事项

落枕刮痧调理时切不可使用蛮力,避免受术者过度进行颈部活动,应循序渐进予以调整;同时嘱其注意枕头高度,不可过高及过低,注意颈部保暖。

参 考 文 献

[1] 杨金生．国家中医药行业特有工种职业技能鉴定培训教材——中医刮痧师［M］．北京：中国中医药出版社，2011

[2] 劳动和社会保障部中国就业培训技术指导中心．保健刮痧师国家职业资格培训教程［M］．北京：中国劳动社会保障出版社，2005．

[3] 杨金生，张丽．亚健康专业系列教材——亚健康刮痧调理［M］．北京：中国中医药出版社，2011．

[4] 国家卫生计生委妇幼健康服务司．妇科中医医疗技术及中成药用药指导［M］．北京：中国中医药出版社，2015．

[5] 国家卫生计生委妇幼健康服务司．儿科中医医疗技术及中成药用药指导［M］．北京：中国中医药出版社，2015．

ICS 11. 120
C 05

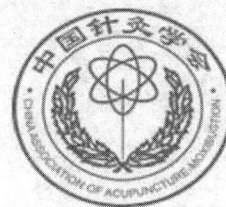

团 体 标 准

T/CAAM 0004—2019

针灸养生保健服务规范
贴　脐

Specification of acupuncture and moxibustion for health care service
Stick navel

2019-11-13 发布

2019-12-31 实施

中 国 针 灸 学 会 发布

前　言

《针灸养生保健服务规范》包括：刮痧、艾灸、拔罐、贴脐等技法的针灸养生保健服务规范。

本部分为《针灸养生保健服务规范　贴脐》。

本部分的附录 A 为资料性附录。

本部分按照 GB/T 1.1—2009 给出的规则起草。

本部分由中国针灸学会提出。

本部分由中国针灸学会标准化工作委员会归口。

本部分起草单位：中国中医科学院广安门医院、湖北中医药大学、中国中医科学院针灸研究所。

本部分主要起草人：杨涛、王述菊、赵宏、彭冬青、陆瑶、宾璐璐、杨晓忱、李喜梅、李思诺。

本部分指导专家：田从豁。

本部分审议专家：刘保延、喻晓春、武晓冬、贾春生、麻颖、景向红、郭义、赵京生、赵吉平、王麟鹏、房繄恭、董国锋。

引　言

　　刮痧、拔罐、艾灸、贴脐均属于中医传统疗法。这些疗法简便易行，副作用小，疗效确切，见效较快，在养生保健和疾病治疗方面，具有独到的优势。近年来，随着人们对健康的重视，刮痧、拔罐、艾灸和贴脐等养生保健疗法越来越受到关注。但是由于养生保健服务市场在准入门槛、从业人员资质、服务技术规范等方面尚缺乏具体管理标准，因此出现了服务内容和服务标准不统一、非医疗机构经营中医治疗项目、从业人员素质参差不齐等现象，亟需给予重视和加强监管。为了更好地规范常用针灸疗法在养生保健服务领域内的操作和应用，由中国针灸学会标准化工作委员会和针灸治未病湖北省协同创新中心共同发起，组织国内四家单位，严格按照团体标准的制定方法和制定流程，制定了刮痧、拔罐、艾灸和贴脐等养生保健服务规范，以规范这些常用针灸技术在养生保健领域中的应用，为针灸临床从业人员和养生保健服务人员提供技术指导，同时也为相关医疗和服务机构的管理提供依据。

针灸养生保健服务规范 贴脐

1 范围

本标准规定了养生保健服务领域的贴脐材料、贴脐技术操作方法和应用范围。

本标准适用于执业（助理）医师、护理人员以及养生保健从业者等使用。

2 规范性引用文件

下列文件中的条款通过本部分的引用而成为本部分的条款。凡是注日期的引用文件，其随后所有的修改单（不包括勘误的内容）或修订版均不适用于本部分，然而，鼓励根据本部分达成协议的各方研究可使用这些文件的最新版本。凡是不注日期的引用文件，其最新版本适用于本部分。

GB/T 12346 腧穴名称与定位

GB/T 21709.9 针灸技术操作规范 第 9 部分 穴位贴敷

ZYYXH/T176—2010 中医养生保健技术操作规范 穴位贴敷

3 术语和定义

下列术语和定义适用于本标准。

3.1

贴脐

将可以外用的材料贴于脐部或加热后熨于脐部及其周围的治疗方法。

3.2

穴位贴敷

在穴位上贴敷某种药物的治疗方法。

3.3

助透剂

能够增加药物透皮速度或增加药物透皮量的物质。

3.4

赋形剂

赋予药物以适当的形态和体积的物质。

4 贴脐材料

4.1 贴脐药物与赋形剂的选择

4.1.1 贴脐药物的选择

选择具有药食同源的食材，可以单用或多种配合使用。多用具有通经走窜、芳香活络作用的食材，如生姜、葱白、五香粉、十三香、丁香、肉桂、花椒、萝卜、薄荷、艾叶等。

注：本规范中贴脐药物，仅纳入了卫计委公布的87种药食同源目录中的药物，其他用于贴脐的中药材，不在本规范的内容中。

4.1.2 赋形剂的选择

根据不同溶剂的特点选择一种适当的赋形剂。

a）酒：具有行气通络、消肿止痛的作用。可促进血液循环，促使药物的渗透、吸收。

b）醋：具有解毒化瘀敛疮的作用，对刺激大的药可缓和其药性。

c）油：具有润肤生肌的作用。其中麻油还可以清热解毒。

d）姜汁：具有温经活络、行气活血的作用，能促进药物的渗透与吸收。

常用的溶剂还有蜂蜜、蛋清等。

4.2 贴脐药物的常用剂型

4.2.1 丸剂

将药物细粉或药物提取物加适宜的粘合剂或辅料制成的球形制剂。

4.2.2 散剂

将一种或数种药物经粉碎、混匀而制成的粉状药剂，又称粉剂。

4.2.3 糊剂

将药物粉碎成细粉，或将药物按所含有效成分以渗漉法或其他方法制得浸膏，再粉碎成细粉，加入适量粘合剂或湿润剂，搅拌均匀，调成的糊状药剂。

4.2.4 泥剂

将药物捣碎或碾成泥状的药剂，也可添加蜜、面粉等物增加其黏湿度。

4.2.5 熨贴剂

将药物研细末，装布袋中，加热至适宜温度的药剂。

4.2.6 鲜药剂

将新鲜药物捣碎或揉搓成团块状，或将新鲜药物切成片状的药剂。

5 操作规范

5.1 施术前准备

5.1.1 部位

神阙穴：肚脐中央。

5.1.2 体位

仰卧位。

5.1.3 环境

室内应保持整洁卫生，温度适中，以顾客感觉舒适为宜。

5.1.4 消毒

用75%乙醇或0.5%～1%碘伏棉球或棉签进行擦拭消毒。范围为脐部正中和周围皮肤。

5.2 施术方法

5.2.1 贴法

将已制备好的药物直接贴压于脐上，然后外覆医用胶布固定；或先将药物置于医用胶布黏面正中，再对准脐部粘贴。

5.2.2 敷法

将已制备好的药物直接填涂搽于脐部，外覆医用防渗水敷料贴，再以医用胶布固定。

使用水（酒）渍剂时，可用棉垫或纱布浸蘸，然后敷于脐部上，外覆医用防渗水敷料贴，再以医用胶布固定。

5.2.3 填法

将粉剂、糊剂、泥剂填于脐中，外覆纱布，再以医用胶布固定。

5.2.4 熨贴法

将熨贴剂加热，用布包裹，趁热熨于脐部及周围，做旋转运动或上下运动。

5.3 贴脐时间

贴敷时间一般根据选择的药物和体质而定。成年人贴脐疗法每次贴敷2～24小时，每日1次或隔日1次。

老年人、体质虚弱者及幼儿贴脐时间相应缩短。敏感性皮肤贴脐时间相应缩短。刺激性大的药物，如葱白，应缩短贴脐时间，或视脐部的反应确定贴敷时间，脐部有轻度烧灼或疼痛感时，立即停止贴脐治疗。

5.4 施术后处理

5.4.1 换药

揭去覆盖的胶布等敷料，用消毒干棉球或棉签蘸温水、植物油或石蜡油清洁脐部皮肤上的药物，擦干净后消毒，并检查局部皮肤情况。

5.4.2 皮肤反应的处理

a）局部皮肤潮红、微痒、轻度烧灼感、轻微疼痛、轻微红肿、轻度出水疱属于贴脐的正常皮肤反应。

b）小的水疱一般不必特殊处理，让其自然吸收。

c）贴脐后若出现范围较大、程度较重的皮肤红斑、水疱、丘疹、瘙痒现象，应立即停止贴脐治疗，到医院就诊。

5.5 注意事项

a）对久病体弱，消瘦，有严重心、肝、肾脏病者用药量宜减少。

b）孕妇、幼儿应避免应用刺激性大的药物。

c）每次贴脐前，应检查局部皮肤，正常方可进行。

d）凡用溶剂调敷药物时，需随调配随敷用，以防挥发。

e）热熨疗法材料加热不宜超过55℃，以免烫伤。

f）对胶布过敏者，改用绷带或低过敏胶布固定。

g）贴脐过程中注意局部防水。

h）重度皮肤病或皮肤易过敏者用药量宜减少或慎用。

5.6 禁忌

a）脐部及其周围皮肤有创伤、溃疡者。

b）1岁以内婴儿。

c）既往对所选择的药物或敷料成分过敏者。

5.7 贴脐技术养生保健流程图

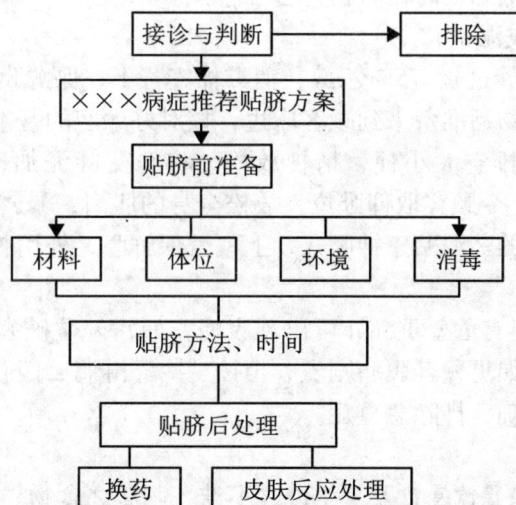

附录 A

（资料性附录）

推荐方案

贴脐疗法对于部分消化系统病症及小儿病症的治疗具有独特优势，具有良好的辅助治疗作用。可以针对腹痛、便秘、泄泻、小儿疝气、小儿感冒、小儿腹泻等病症进行贴脐调理。

A.1 消化系统病症调理

A.1.1 腹痛调理

A.1.1.1 适用病症

主要适用于腹部疼痛，但不剧烈者；或者诊断为慢性胃炎、慢性肠炎、胃肠痉挛、肠易激综合征出现腹痛者。对于伴有怕冷或者遇寒凉则诱发的腹痛患者效果更佳，贴脐调理腹痛分为风寒腹痛调理和虚寒腹痛调理。

A.1.1.2 风寒腹痛贴脐方案

适应证：风寒腹痛，遇寒痛甚，得温痛减，可伴有腹部拘急。

药物：葱白、生姜、干橘皮各 5g。葱白、生姜捣成泥状，干橘皮研末。

准备物品：75% 酒精，消毒棉签若干，保鲜膜，医用宽胶布。

方法：治疗师将贴脐所需物品准备好来到顾客床边，核对好顾客的基本信息后，告知顾客贴脐的目的、方法与注意事项，嘱顾客排空大小便，精神放松。将橘皮末与葱、姜泥加热至 50℃ 左右（以温热不烫为度）。令顾客取仰卧位，放松全身的肌肉，暴露出贴敷的部位。为顾客消毒脐部及周围皮肤后，将准备好的药泥贴于腹部神阙穴，上覆盖保鲜膜，外用胶布固定。

调理时间及疗程：每次 30 分钟，可每日 1~2 次，至症状缓解。

A.1.1.3 虚寒腹痛贴脐方案

适应证：虚寒腹痛，腹痛绵绵，时作时止，喜温喜按。

药物：鲜艾叶 10g，捣烂成泥状。

准备物品：蜡或者食盐（炒过），75% 乙醇，消毒棉签若干，保鲜膜，医用宽胶布。

方法：治疗师将贴脐所需物品准备来到顾客床边，核对好顾客的基本信息后，告知顾客贴脐的目的、方法与注意事项，嘱顾客排空大小便，精神放松。将鲜艾叶泥加适量蜡或者等量的盐加热至 50℃ 左右（以温热不烫为度）。令顾客取仰卧位，放松全身的肌肉，暴露出贴敷的部位。为顾客消毒脐部及周围皮肤后，将准备好的药泥贴于神阙穴，上覆盖保鲜膜，外用胶布固定。

A.1.1.4 注意事项

a）腹痛为临床常见病，但有危急重症亦可出现腹痛，如宫外孕破裂、胃肠道穿孔等疾病，应详细询问顾客症状特点及病程，如见顾客腹痛剧烈、拒按、冷汗淋漓、四肢不温、呕吐等症状，须告知顾客前往正规医院予以检查明确，排除急重症。

b）孕妇禁用。

c）注意健康规律饮食，忌暴饮暴食及食生冷、不洁、刺激之食物。

A.1.2 便秘调理

A.1.2.1 适用病症

主要适用于粪便干，排出艰难，排便周期延长，腹部胀满，手足不温者，或者诊断为结肠慢转运性便秘、功能性便秘者。可以作为日常调理便秘的辅助治疗方法。

A.1.2.2 贴脐方案

处方：连须葱白1大把（8～10根），生姜2块（约100g），生白萝卜4～5个（约1000g），捣烂成泥状。

准备物品：黄酒，75%乙醇，消毒棉签若干，大块棉布2块。

方法：治疗师将敷脐所需物品准备好来到顾客床边，核对好顾客的基本信息后，告知顾客敷脐的目的、方法与注意事项，嘱顾客排空大小便，精神放松。将上3味药泥加黄酒适量，用棉布块包裹成2个药包，加热至55℃。令顾客取仰卧位，放松全身的肌肉，暴露出腹部。为顾客消毒脐部及周围皮肤后，将准备好的药包轮换贴脐部及周围。布包凉后可再加热后应用。

调理时间及疗程：每次30分钟，每日1次，连续5～7日。

A.1.2.3 注意事项

a）孕妇慎用。

b）注意饮食搭配，建议多食用膳食纤维较丰富的食物。

A.1.3 泄泻调理

A.1.3.1 适用病症

主要适用于排便次数增多，粪便稀薄者，或者诊断为慢性肠炎、胃肠功能紊乱、过敏性肠炎、溃疡性结肠炎出现反复泄泻者。贴脐调理泄泻分为寒湿泄泻调理、阳虚泄泻调理和迁延泄泻调理。

A.1.3.2 寒湿泄泻贴脐方案

适应证：寒湿泄泻，泄泻清稀，甚则如水样。

处方：干艾叶20g，干柿蒂20g，干石榴树叶60g，生姜15g。生姜捣成泥状，其余混合后碾成细末。

准备物品：食盐30g（炒过），75%乙醇，消毒棉签若干，大块棉布1块。

方法：治疗师将贴脐所需物品准备好来到顾客床边，核对好顾客的基本信息后，告知顾客贴脐的目的、方法与注意事项，嘱顾客排空大小便，精神放松。将以上诸药与食盐加热至55℃，用布包裹。令顾客取仰卧位，放松全身的肌肉，暴露出腹部。为顾客消毒脐部及周围皮肤后，将准备好的药物趁热熨于脐部及周围，药冷则再加热应用。

调理时间及疗程：每次40分钟，每日2～3次。至症状缓解。

A.1.3.3 阳虚泄泻贴脐方案

适应证：黎明前泄泻，便清稀，伴神疲畏寒，四肢不温，失眠。

处方：桂圆肉1颗，花椒7粒，干艾绒1g。花椒碾成细末，与桂圆肉、艾绒混合，捣烂成泥状。

准备物品：75%乙醇、消毒棉签若干、医用宽胶布。

方法：治疗师将贴脐所需物品准备好来到顾客床边，核对好顾客的基本信息后，告知顾客贴脐的目的、方法与注意事项，嘱顾客排空大小便，精神放松。令顾客取仰卧位，放松全身的肌肉，暴露出腹部。为顾客消毒脐部及周围皮肤后，取黄豆粒大小的药泥填于脐中，外用胶布固定。

调理时间及疗程：每次6小时，每日1次。至症状缓解。

A.1.3.4 迁延泄泻贴脐方案

适应证：泄泻迁延难愈。

处方：鲜石榴果皮30g，捣成泥状。

准备物品：75%乙醇、消毒棉签若干、保鲜膜、医用宽胶布。

方法：治疗师将敷脐所需物品准备好来到顾客床边，核对好顾客的基本信息后，告知顾客贴脐的目的、方法与注意事项，嘱顾客排空大小便，精神放松。令顾客取仰卧位，放松全身的肌肉，暴露出腹部。为顾客消毒脐部及周围皮肤后，将药泥填于脐中，上覆盖保鲜膜，外用胶布固定。

调理时间及疗程：每次2小时，每日1～2次，至症状缓解。

A.1.3.5　注意事项

a）饮食有节，宜清淡、富营养、易消化食物为主。避免进食生冷不洁及难以消化或清肠润滑的食物。

b）长时间泄泻不止，或便中带血，或泄泻与便秘交替出现，建议顾客到医院查明病因。

A.2　小儿病症调理

A.2.1　小儿疝气

A.2.1.1　适用病症

主要适用于1岁以上儿童腹股沟或脐孔周围出现时有时无的包块，包块在平卧位时可以自行回纳的疝气轻症者。

A.2.1.2　贴脐方案

处方：小茴香50g，盐50g。

准备物品：75%乙醇，消毒棉签若干，大块棉布。

方法：治疗师将贴脐所需物品准备好来到顾客床边，核对好顾客的基本信息后，告知顾客贴脐的目的、方法与注意事项，嘱顾客排空大小便，精神放松。小茴香和盐加热至50℃，用棉布包裹。令顾客取仰卧位，放松全身的肌肉，暴露出腹部，为其消毒脐部及周围皮肤。触摸棉布周围温度觉热而不烫时，熨脐部及周围，使热气下达小腹部。

调理时间及疗程：每次10分钟，每日1~2次，连续应用5~10日。

A.2.1.3　注意事项

a）通常认为1岁以上的小儿腹股沟疝无法自愈，应进行手术治疗。但年龄并不是绝对因素，也要结合患儿的自身情况，应用贴脐治疗后，疗效不理想的，应及时就医。

b）如果肿物不能返纳腹腔，则立即到医院就诊。

A.2.2　小儿感冒

A.2.2.1　适用病症

主要适用于1岁以上儿童出现发热、体温处于38.5℃以下、鼻塞、流涕、无汗等风寒感冒初期者。

A.2.2.2　贴脐方案

处方：葱白3g，鲜薄荷叶3g，共捣成泥状。

准备物品：75%乙醇，消毒棉签若干，保鲜膜，医用宽胶布。

方法：治疗师将贴脐所需物品准备好来到顾客床边，核对好顾客的基本信息后，告知顾客贴脐的目的、方法与注意事项，嘱顾客排空大小便，精神放松。令顾客取仰卧位，放松全身的肌肉，暴露出腹部。消毒脐部及周围皮肤，填药泥于脐中。上覆盖保鲜膜，外用胶布固定。

调理时间及疗程：每次30分钟，每日1~2次，可以连用3日。

A.2.2.3　注意事项

a）幼儿皮肤娇嫩，贴敷期间注意观察脐部及周围皮肤的变化。如出现发红或幼儿有不适感，应停止贴脐。下次应用需待局部皮肤正常后进行并适当减少贴敷时间。

b）多饮温水，易消化、清淡饮食，忌辛辣、冷饮、油腻食物。

c）儿科常见的多种传染病早期，均可见感冒症状，应详细询问病史，注意鉴别，及早就医。

A.2.3　小儿腹泻

A.2.3.1　适用病症

主要适用于1岁以上儿童感寒后出现大便次数增多、大便稀、粪便中有不消化物者。

A.2.3.2　贴脐方案

药物：生姜10g，捣成泥状。

准备物品：醋，75%乙醇，消毒棉签若干，纱布，保鲜膜，医用宽胶布。

方法：治疗师将敷脐所需物品准备好来到顾客床边，核对好顾客的基本信息后，告知顾客敷脐的目的、方法与注意事项，嘱顾客排空大小便，精神放松。醋5mL加热至烫手，约50℃，取生姜泥和热醋混合。令顾客取仰卧位，放松全身的肌肉，暴露出腹部。消毒脐部及周围皮肤，填药泥于脐中，上覆盖保鲜膜，外用胶布固定。

调理时间及疗程：每2小时换一次，晚上每4小时换一次，至腹泻停止。

A.2.3.3 注意事项

a）在贴脐过程中，要经常观察肚脐周围皮肤的变化。如出现发红或幼儿有不适感，应停止贴脐。下次应用需待局部皮肤正常后进行并适当减少贴敷时间。

b）用药期间腹泻次数增加，病情加重者，应及时就诊。

c）治疗期间禁食生冷、海鲜、辛辣刺激食物。

参 考 文 献

[1] 中华人民共和国国家卫生和计划生育委员会. 既是食品又是药品的物品名单. 卫生部关于进一步规范保健食品原料管理的通知　卫法监发〔2002〕51号

[2] 吴师机. 理瀹骈文〔M〕. 北京：中国医药科技出版社，2011.

[3] 田从豁，彭冬青. 中国贴敷治疗学〔M〕. 北京：中国中医药出版社，2010.

[4] 高树中. 中医脐疗大全〔M〕. 济南：济南出版社，2009.

[5] 马汴梁. 敷脐妙法治百病〔M〕. 北京：人民军医出版社，2009.

[6] 罗和古，朱秋俊，曾令真. 脐疗巧治病〔M〕. 北京：中国医药科技出版社，2008.

[7] 王富春，张颖欣. 脐疗治百病〔M〕. 长春：吉林科学技术出版社，2004.

[8] 蒋希林，王振涛. 中华脐疗大全〔M〕. 北京：中国中医药出版社，1998.

[9] 刘炎. 中华脐疗大成〔M〕. 上海：上海科学技术文献出版社，1998.

[10] 刘炎. 民间敷灸〔M〕. 南宁：广西民族出版社，1992.

[11] 莫文丹. 穴敷疗法聚方镜〔M〕. 南宁：广西民族出版社，1988.